在阅读中疗愈 · 在疗愈中成长
READING & HEALING & GROWING

悠季丛书 经典系列

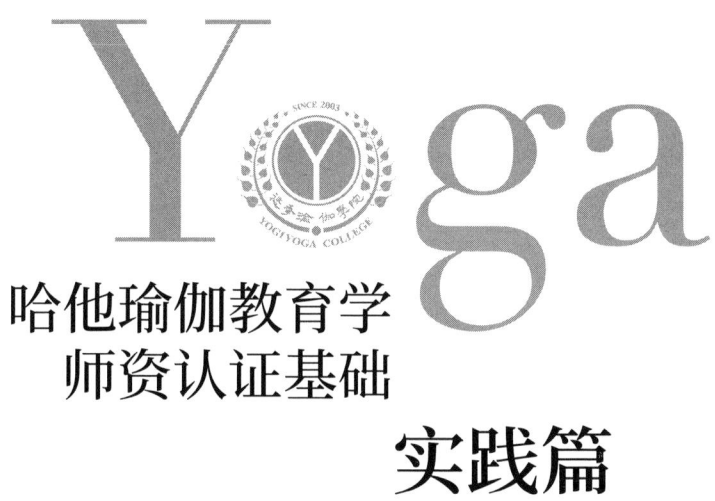

哈他瑜伽教育学
师资认证基础
实践篇

悠季瑜伽学院 | 编著

中国青年出版社

《哈他瑜伽教育学师资认证基础》编辑委员会名单

主　编：默　瀚　尹　岩

编　委：赵　青　井淳石　杨　帆　薛　仑

责　编：尹　笛　赵方青

瑜伽之路的灯塔
——《悠季丛书》介绍

《悠季丛书》创办于 2004 年，是中国青年出版社与悠季瑜伽共同出版的瑜伽经典图书系列。

瑜伽作为具有五千年历史的生命科学，其古籍文献积淀了历代瑜伽圣哲的智慧及探索。作为瑜伽习练者，延循它的教义方法，我们可以放心地走在瑜伽之路上，让每一分努力和精进都方向正确，收获瑜伽带给我们生命的累累果实。这也是《悠季丛书》出版的初衷。

本着"传统、传承、传授"的原则，《悠季丛书》系列分为典藏、历史、应用三大类。以"最传统、最正宗，没有经过任何稀释的瑜伽典籍"为准则进行瑜伽经典古籍甄选。这些经典古籍将我们带到瑜伽的源头，一览历代导师先哲的观点，探究瑜伽的核心要义；第二类是瑜伽历史、传记类图书，则选择影响瑜伽的重要流派级人物、蜚声世界的瑜伽大师，此类书籍犹如身边的恩师，大师的生平、精神、思想，对瑜伽习练者充满了无尽的启迪，大师们终其一生探索和实践的智慧为今天的习练者照亮前行的瑜伽之路；第三类是与现代科学相结合、满足现代人实际需求的应用著作。此类书籍展示瑜伽在当代的发展，帮助习练者的日常习练，并将瑜伽纳入生活的方方面面，是瑜伽之路的最佳助力和最不可或缺的学习伴侣。

感谢欧·彼·缇瓦瑞（O. P. Tiwari）大师在《悠季丛书》选择、版权和出版过程中给予的支持；感谢中国青年出版总社社长皮钧先生，促进中国青年出版社与《悠季丛书》的战略出版计划；感谢中国青年出版总社吕娜女士，在她主持下的出版专业性，无可替代地保障了《悠季丛书》的出版品质；感谢悠季瑜伽默瀚老师，在《悠季丛书》版权合作、专业翻译解答、配图拍摄等过程中，默瀚老师做出了不可缺少的专业贡献、起到了桥梁作用；感谢《悠季丛书》的每一位翻译者、每一位作者、每一位编者，你们在出版工作中表现出了很好的专业性与严谨的品质，让《悠季丛书》的准确阅读成为可能；最后，感谢所有的读者，因为你们在瑜伽中的精进求索，让《悠季丛书》绽放它存在的意义。

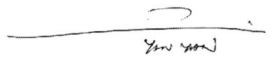

《悠季丛书》主编　尹岩

2019年12月　北京

推荐序

习练瑜伽，为内心带来深刻的幸福感

中国人主张"和而不同"，用包容去联结万事万物背后共通的部分。瑜伽与中国的太极一样，是一门天人合一的学问，它通过对自身的锻炼，将人的内在和外在稳定地连接在一起，并由持续的练习为内心带来深刻的幸福感。

近年来，瑜伽作为一种健康生活方式备受关注和推崇，而习练瑜伽的主要的人群是青年人。对于青年人来说，运用一种古老而易于掌握的技巧，达于身体、心灵与精神和谐统一，是适应现代社会节奏和挑战的重要能力。

悠季瑜伽在瑜伽领域深耕多年，为中国瑜伽行业带来纯粹且深具传承的印度瑜伽智慧，也为中印文化交流打开了一扇窗。更重要的是，他们和瑜伽发源地印度的瑜伽大师们有着直接而深厚的联系，引导人们溯本求源，关注本源的典籍、经典的原貌，以保证学习教育不偏样、不走形——这是一种极富远见且可持续的文化交流。

中国青年出版社作为一个已经有着七十年历史的文化出版机构，一直关注着每一代青年人的变化与成长。尤其是当今天中国人的物质生活越来越丰富的时候，我们也开始越来越关注青年人如何拓展自己的精神世界。时代在发展，受众在变化，经典也要用与时俱进的方式被传承，中国青年出版社与悠季瑜伽在传播经典的同时，也都在探索用新时代青年人喜欢的方式，来吸收和传习历史文化中的高品质成果。

相信这套《悠季丛书》的出版，会让瑜伽文明的本源知识种子在当下形成脉络，完整开花；相信每一个愿意深入其中的青年人，都会体会到人与自然相适应的内在平衡，进而弥散到个人的生活环境中，结出快乐、美丽而真诚的社会之果。

中国青年出版总社党委书记、社长

2020 年 1 月

请用你的神、心、身学习

每一次做学生，都会有一个明确的目的。你的目的是什么？

2004年，享誉国际的印度呼吸控制法大师O.P.Tiwari在悠季瑜伽学院讲学时，曾经讲述何谓学生。他把学生归为三类：第一类，好奇者。遍访名师，目标性很弱。这样的学生永远无法成功，因为他们无法专注。第二类，研究者。虽已不错，真诚，但仅限于知识和智力上的追求。第三类，践行者。真诚而执着，其追求几臻纯粹，目标清晰。他们发愿获得内在深沉的经验，转化自己。在这个愿力下，全神贯注，全力以赴。这样的学生能够达至成功。

你是哪一类学生呢？

瑜伽的学习是一门需要将自己完全投入的学习，与其说它是一个技能的训练，不如说它更是一个生命体系的打造。这并非是一个一蹴而就的进修，而是一个持续的功课。一方面，它是一个非常完整、丰富的知识仓储，需要我们做一个常规意义上的学生：严谨体系化的学习，认真而努力的态度，以掌握瑜伽如何打造美丽、养护健康；另一方面，瑜伽是一个融汇义理与实践的修行，是一场生命的教育，所有的理论与实践都在帮助我们建立生命中的明德体系。它需要我们如一个"行者"：带着警醒和觉知的心，在学习、习练和教学中，"苟日新，日日新"，了达生命的成长。

走进瑜伽的学习，就注定进入了一条践行者和传播者的生命之路。传统瑜伽是这条路径的护航。瑜伽不再是单一的展现，而是一个全然的习练，身心被带入精微的调整。在这种调整下，躯体越来越健康，能量越来越平衡，心性越来越稳定。于己、于人、于天地之关系，了然于心。日常安住在当下，纷繁之前积极而决断，喜乐充满；传授者，则更在自身的生命状态中，准确且娴熟地服务大众，大爱慷慨，如空谷回音，在利他中成就自己。

"身安为富，心安为贵。"瑜伽，使所学之人身体健康，此谓身安；瑜伽，使所学之人平衡祥和，此谓心安。瑜伽，一个当之无愧的富贵之乡。

愿每一位学子放下所有杂虑，以第三类学生自勉，心思坚定而清晰，用神、心、身去学习！相信你会穿越环绕瑜伽的喧嚣，真正进入瑜伽，转化、升华你的生命。

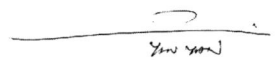

悠季瑜伽（中国）创办人、悠季瑜伽学院校长　尹岩
2019 年岁末

瑜伽是一个完整的生命修习体系

我很高兴悠季瑜伽学院教材能够得以出版，并以此将整体瑜伽理念带给更多与瑜伽结缘的人。

悠季瑜伽学院教学体系根植于瑜伽传承，一直非常重视让学生理解瑜伽各个方面的重要性，以及各个方面彼此是怎么紧密连接的。瑜伽学习需要遵循本源，瑜伽本源藏在瑜伽典籍中。瑜伽习练都是有的放矢，一旦不知道背后的原因及初衷，就不会了解习练的目标。目标不清晰，方向就可能偏离。瑜伽之路上，所有困难和疑惑都可以通过理论的学习和经典的研读得以解决。

现代人往往仅关注瑜伽中的某一项练习，古代先哲和大师以他们的智慧，在典籍中描述的瑜伽习练方式多元并彼此关联。清洁法和体式更多调整的是身体层面，也可以间接地调整到能量和头脑；呼吸控制法、契合法、收束法作用于调整能量的流动，让能量在受控的状态下补给到身体的各个部位，保持能量平衡，让身心良好地联结；冥想的练习直接作用于头脑层面，可以调整 Citta 的三个方面——"头脑""智慧""小我"，帮助头脑从消极负面转向积极正面，让智慧变得敏锐，让分析能力变得强大，让决策力变得更加有效，让小我得以消融！完整习练瑜伽的各个方面，才可获得瑜伽最大的益处：达到平静、祥和的状态。

愿本书可以为每一位读到本书的人或依照本书练习、教学的人，以及参加了悠季瑜伽学院学习的同学们，提供非常稳固的理论根基，培养对瑜伽全面且清晰的认知，帮助每一位学生对瑜伽实践及瑜伽哲学理论拥有全面完整的了解。

　　衷心期待瑜伽能够为你们带来生活的和谐、内心的平静；衷心希望每一个人不仅能成为一名真正的瑜伽习练者，而且能成为一名出色的瑜伽老师，向更多的朋友传授瑜伽，让更多的人享受瑜伽带来的喜悦；衷心祝愿大家在瑜伽之路上持续精进，成长为喜乐的瑜伽士，生命圆满。

　　AUM.

悠季瑜伽创办人&教学总监、悠季瑜伽学院校长　默瀚

2019 年 12 月

如何使用本书

以完整打造瑜伽整体学习DNA为设计宗旨,本书按照印度传统瑜伽教育体系编排,纳入了理论及实践的经典基础元素,以奠定瑜伽学习的必要根基。具体内容分为理论篇和实践篇。

本系列图书实践篇中收录了教学中基础级别常用的200多个体式、变体及自我习练,学习者可以按图索骥由浅入深地练习。请牢记,在瑜伽传承中,真正的瑜伽习练必须包含清洁法、呼吸控制法、冥想、唱诵等瑜伽的全面习练,因为它们彼此有着相互的对应,全面习练才可互相作用达到更佳效果。同时,瑜伽是一个渐进式的学习过程,只有在不断的自我认知基础上,身体才会出现力量和柔韧的高度配合。练习中请务必身心专注、呼吸自然,且不要超过身体的承受程度,若有不适,请及时中断,并寻找专业老师加以指点。

理论学习对于瑜伽习练非常重要,否则无法判断习练正确与否,无法深入理解习练。鉴于此,理论篇中精选《瑜伽经》《哈他之光》等瑜伽经典重要章节,更结合印度医学阿育吠陀以及现代瑜伽生理解剖学的部分内容,进行深入浅出的讲解,为学习者构建了瑜伽理论基础框架。对于经典的学习,圣哲帕坦伽利在《瑜伽经》中提及,经典的学习包括背诵、研读和反省步骤。在没有老师详细讲解的情况下,可以坚持通读和背诵。读者还可以寻找相关著作研读,或跟随专业老师具体学习。

本书还可以配合悠季瑜伽学院线下校区及悠季瑜伽云学院线上"250小时基础教师培训课程"学习。其教学采用与教材完全一致的设置，本书中的内容都会由老师在教学中给予更深入和充分的诠释。线上课程中的瑜伽哲学与经典更是由默瀚老师亲自诠释。

需要特别提醒的是，本书仅为学习之用，不能成为瑜伽师资培训课程的替代品。成长为一个专业的瑜伽老师需要大量的学习、习练及教学技巧的训练。你不仅需要学习所有的知识，还需要所有实践的正确体验。这些都需要经过合格的专业瑜伽培训老师指导检验，并通过考试获得国际认可的相关资格认证，才能成为一名瑜伽老师。

悠季瑜伽学院以其正宗、成熟的教学体系和实力强大的教学队伍著称，已有上万名瑜伽爱好者从这里走上瑜伽老师之路。同时，悠季瑜伽云学院同类课程也专门配置线下集训教程及考试中心，学习者可以同样获得针对性的培训及国际专业资格认证。

悠季瑜伽

悠季瑜伽云学院

目 录

第一章 体式 / 001

- 第一节 关节活动 …………………………… 002
- 第二节 太阳致敬式 ………………………… 046
- 第三节 仰卧体式系列 ……………………… 057
- 第四节 俯卧体式 …………………………… 107
- 第五节 坐立体式系列 ……………………… 132
- 第六节 蹲立体式系列 ……………………… 204
- 第七节 站立体式 …………………………… 219

第二章 清洁法 / 267

- 第一节 狮子式 ……………………………… 268
- 第二节 圣光调息 …………………………… 270
- 第三节 收腹收束 …………………………… 272
- 第四节 火的扩张 …………………………… 274
- 第五节 清洁法习练建议 …………………… 276

第三章 呼吸控制法 / 277

- 第一节 呼吸控制法的科学研究 …………… 278
- 第二节 呼吸控制法准备练习 ……………… 281
- 第三节 四种呼吸控制法 …………………… 287

第四章 冥 想 / 293

　　第一节　冥想基础……………………………………294
　　第二节　几种常用的冥想技巧………………………298

第五章 教学法 / 307

　　第一节　教学原则……………………………………308
　　第二节　教学方法……………………………………311
　　第三节　课堂教学安排………………………………313

第六章 唱 诵 / 317

附录一　瑜伽习练要点 / 322

附录二　习练体式、呼吸控制法和冥想时的注意事项 / 324

索 引 / 325

参考文献 / 337

悠季瑜伽　一个心愿的分享 / 338

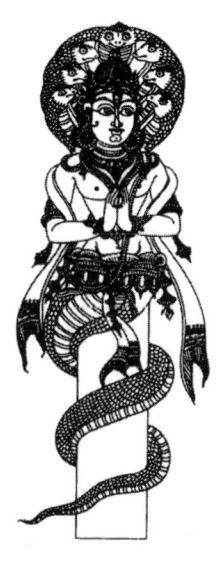

योगेन चित्तस्य पदेन वाचां ।
मलं शरीरस्य च वैद्यकेन ॥
योऽपाकरोत्तमं प्रवरं मुनीनां ।
पतञ्जलिं प्राञ्जलिरानतोऽस्मि ॥
ॐ शान्तिः शान्तिः शान्तिः

yogena cittasya padena vācāṃ |
malaṃ śarīrasya ca vaidyakena ||
yo'pākarot taṃ pravaraṃ munīnāṃ |
patañjaliṃ prāñjalirānato'smi ||
oṃ śāntiḥ śāntiḥ śāntiḥ

我双手合十向最尊贵的圣哲帕坦伽利敬礼,

他是著名的智者,

通过瑜伽纯洁我们的意识,

通过语法净化我们的语言,

通过阿育吠陀洁净我们的身体。

AUM,和平,和平,和平!

——帕坦伽利唱诵

第一章 体式

第一节　关节活动

对于刚刚开始习练瑜伽特别是在瑜伽体式习练初期的人群而言，关节活动是练习中非常重要的一项。因为关节活动可以活动到人体包括大关节、小关节在内的每一个关节。

关节活动简单易学、益处多多，而习练关节活动是因为：

① 可促进每一处关节的血液循环，无论关节中存有多少杂质，都得以被清除。根据瑜伽的观点，关节中杂质越多，该关节就越僵紧。而更充盈的血液供给向关节，可以将关节中的杂质得以冲刷，让关节细胞、组织更为健康。

② 当活动到各个关节时，此关节相关联的所有肌肉、韧带、肌腱也就得以活动。而只有相应的肌肉、肌腱、韧带都强健，才能确保此关节维持正常、应有的形态。关节活动有助于提升关节周围肌肉、肌腱、韧带的健康。

③ 对于体式的练习者而言，他们需要关节是灵活的，同时，需要关节是有力的。这样才能更好地进行其他体式的练习。关节活动，让我们的肌肉、韧带、肌腱做好准备，可以提升关节的灵活度，同时让关节更为强健，从而可以更好地练习体式。如果一个人关节灵活，意味着他的整个身体也是相对灵活的；但如果关节僵紧，整个身体则是僵紧的。任何一个人，如果想要自己的身体是灵活的，那么需要首先让全身的关节灵活起来。

④ 根据阿育吠陀的观点，关节活动可以帮助我们去除体内不好的瓦塔（Vata）能量。这就是为什么关节活动也被称为祛风活动。

关节活动对于关节僵紧、关节无力的人群，是非常好的练习。

一、坐立关节活动 (Sitting Joints Movement)

1 坐立姿势
Sitting Position

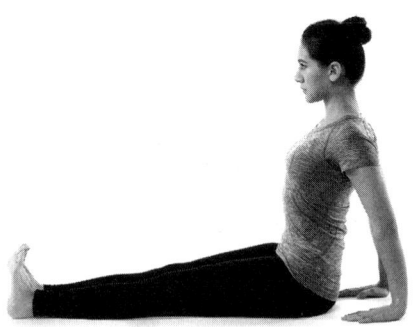

图 1.1 坐立姿势

进入体式
坐立，双腿并拢伸直，双脚回勾，脊背立直。

动作要点
❶ 双腿伸直，双脚回勾；
❷ 双手指尖朝前；
❸ 胸腔打开；
❹ 双肩外旋，锁骨远离。

益　处
❶ 有益于胸腔舒展；
❷ 促进呼吸顺畅。

2 脚趾伸展活动
Toes Stretching

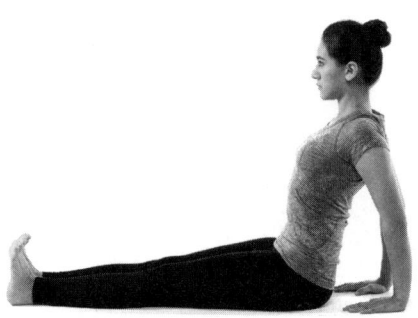

图 1.2 脚趾伸展活动（1）

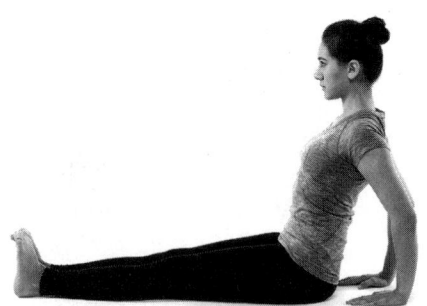

图 1.3 脚趾伸展活动（2）

进入体式

❶ 坐立准备，倾身向后，手在体后撑地，指尖朝前；
❷ 吸气，脚趾张开；呼气，脚趾握紧；
❸ 配合呼吸，进行动态练习。

动作要点

❶ 双腿伸直，脚尖回勾，只动脚趾。

益　处

❶ 灵活脚趾；
❷ 增加脚底血液循环。

3 脚踝伸展活动
Ankle Stretching

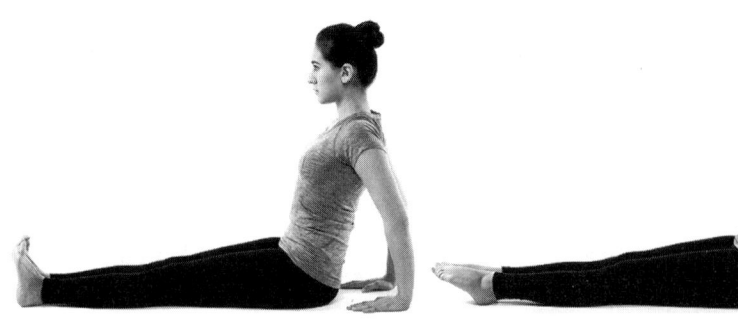

图 1.4　脚踝伸展活动（1）　　　图 1.5　脚踝伸展活动（2）

进入体式

❶ 坐立准备，双腿并拢，脚掌回勾，手在体后撑地；
❷ 吸气，脚掌回勾；呼气，绷脚向前；
❸ 配合呼吸，进行动态练习。

动作要点

❶ 脚踝前后充分拉伸；
❷ 双膝不弯曲。

益　处

❶ 拉伸脚踝前侧和后侧；
❷ 伸展双腿前侧和后侧。

4 脚踝旋转活动
Ankle Rotation

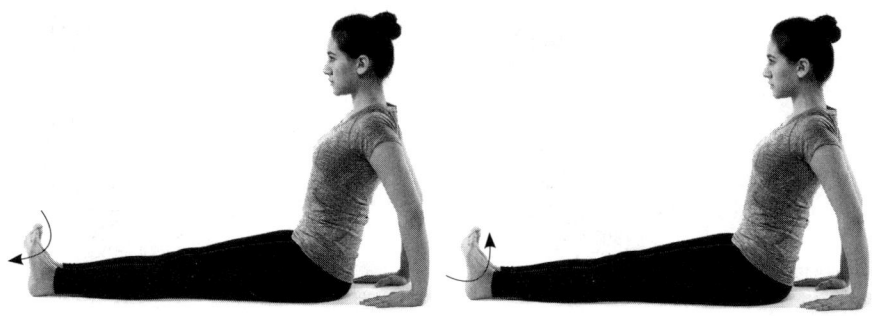

图 1.6　脚踝旋转运动（1）　　　图 1.7　脚踝旋转运动（2）

进入体式

❶ 坐立准备，双腿并拢，脚掌回勾，双手在体后撑地；
❷ 伴随呼吸，顺时针旋转脚踝数次，之后，逆时针方向旋转。

动作要点

❶ 脚踝四周充分拉伸；
❷ 双膝不弯曲。

益　处

❶ 伸展脚踝关节前后左右；
❷ 伸展双腿四周。

5 膝关节活动——膝关节曲伸
Knee Movement-bent & Straight

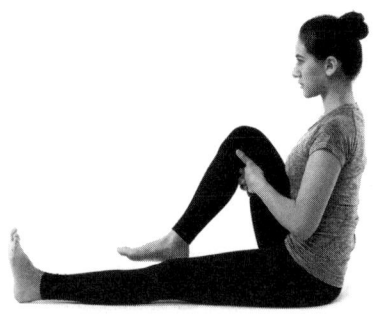

图 1.8 膝关节屈伸活动（1）

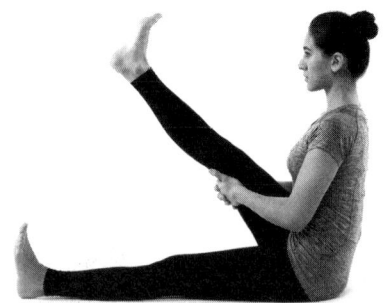

图 1.9 膝关节屈伸活动（2）

进入体式

❶ 坐立准备，双脚分开与坐骨同宽；
❷ 弯曲右膝，双手十指交扣环抱右大腿后方；
❸ 稳定左腿左脚，吸气，抬起右腿向上，脚掌略微回勾；呼气，小腿自然下落；
❹ 配合呼吸，动态练习；身体回正后，做反侧腿练习。

动作要点

❶ 根基左腿脚跟对齐坐骨，左腿左脚用力下压；
❷ 右腿上抬尽量蹬直，右脚回勾，大腿靠向身体；
❸ 双手肘夹紧身体，展开锁骨；
❹ 胸腔上提打开。

益　处

❶ 灵活打开膝关节；
❷ 强健大腿前侧肌肉；
❸ 伸展大腿后侧。

6 膝关节活动——膝关节绕环
Knee Movement-Rotation

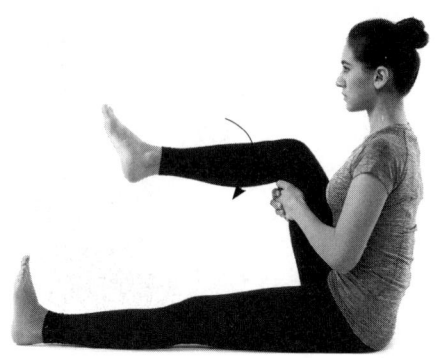

图 1.10 膝关节绕环活动（1）

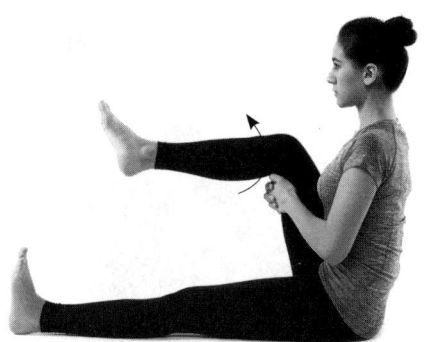

图 1.11 膝关节绕环活动（2）

进入体式

❶ 坐立准备，双脚分开与坐骨同宽；
❷ 弯曲右膝，双手十指交扣环抱右大腿后方；
❸ 吸气，稳定左腿左脚，抬起右腿向上；
❹ 伴随呼吸，让右小腿带动右膝顺时针方向绕环数次，之后，逆时针方向绕环数次。
❺ 右腿完成练习后，进行左侧腿练习。

动作要点

❶ 根基左腿脚跟对齐坐骨，左腿左脚用力下压；
❷ 右膝环绕时每一次都要伸直膝窝，脚趾回勾。

益　　处

❶ 打开膝关节空间；
❷ 伸展膝盖的韧带；
❸ 伸展大腿前侧后侧。

7 髋关节活动——抱髋转动
Hip Momement-1

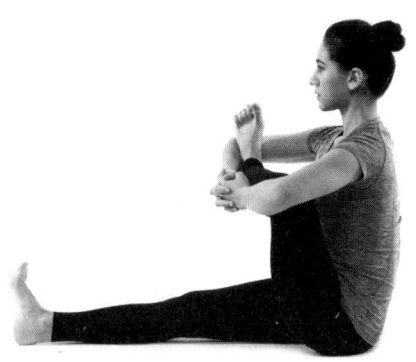

图 1.12 髋关节抱髋活动（1）

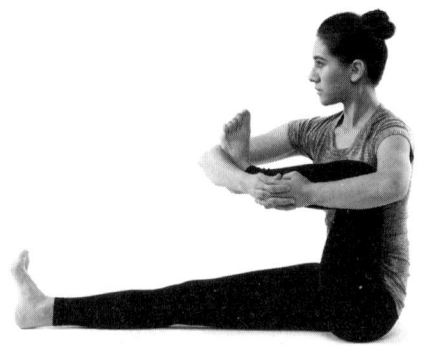

图 1.13 髋关节抱髋活动（2）

进入体式

❶ 坐立准备，双脚分开与坐骨同宽；
❷ 吸气，抬起左腿，弯曲左膝，环抱左小腿，让左脚外侧抵靠右肘内侧，左肘环抱左膝外侧，十指交叉；
❸ 伴随呼吸，让左小腿带动左髋摆动。
❹ 身体回正后，做反侧练习。

动作要点

❶ 根基右腿脚跟对齐坐骨，右腿右脚用力下压；
❷ 右脚脚趾回勾，脚内侧远蹬；
❸ 左小腿尽量抬高。

益 处

❶ 灵活髋关节；
❷ 放松下背部肌肉。

8 髋关节活动——单腿曲膝上下
Hip Movement-2

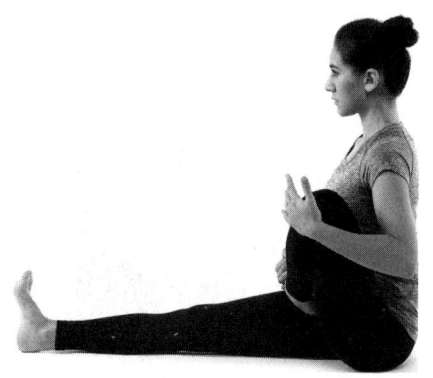

图 1.14　单腿曲膝向上（1）

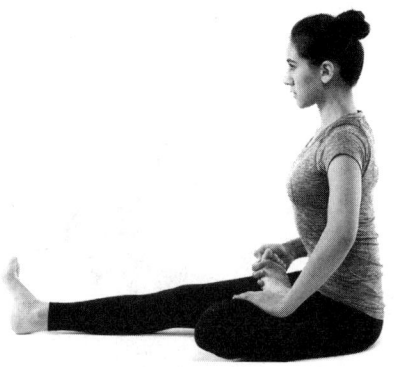

图 1.15　单腿曲膝向下（2）

进入体式
❶ 坐立准备，双脚分开与坐骨同宽；
❷ 吸气，弯曲左膝，让左脚外缘靠近右侧腹股沟，右手轻扶左脚外侧，左手扶在左膝下方；
❸ 吸气，提起左膝，靠近胸腔；呼气，下沉左膝，靠近地面；
❹ 配合呼吸，动态练习；左腿练习完成后，做反侧腿练习。

动作要点
❶ 曲膝，左脚外侧尽量靠近右侧腹股沟；
❷ 上抬左膝时，尽量靠近躯干。

益　　处
❶ 灵活髋关节；
❷ 伸展大腿肌肉。

9 髋关节活动——蝴蝶式
Hip Movement-3

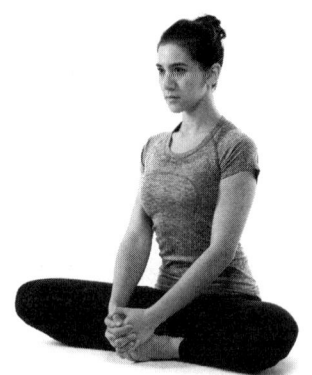

图 1.16　蝴蝶式（1）

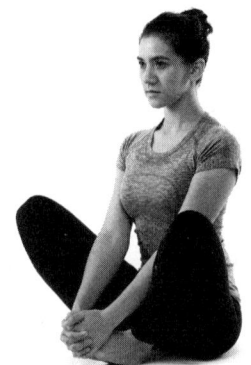

图 1.17　蝴蝶式（2）

进入体式

❶ 坐立准备；
❷ 吸气，弯曲双膝，膝向外展，双脚心相对，脚跟靠近会阴，双手十指交扣环抱脚掌；
❸ 吸气，两膝向上提高；呼气，两膝向下沉降；
❹ 配合呼吸，动态练习。

动作要点

❶ 双脚脚心相对；
❷ 双手抓握双脚；
❸ 尽量延展脊柱；
❹ 双膝动态幅度逐渐加大。

益　处

❶ 灵活髋关节；
❷ 促进骨盆血液循环；
❸ 拉伸大腿内侧。

10 髋关节活动——直腿绕环
Hip Momement-4

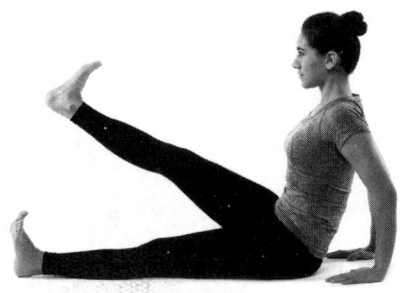
图 1.18 直推腿环（1）

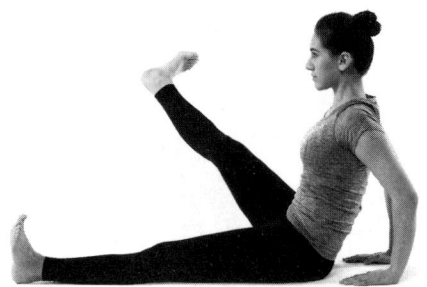
图 1.19 直腿绕环（2）

进入体式

❶ 坐立准备，双手在体后撑地，指尖朝前，双脚分开，坐骨宽；
❷ 吸气，右腿直腿上抬，配合呼吸，向外打开做绕环练习，数次之后，反方向绕环练习；
❸ 完成右腿练习后，左腿进行练习。

动作要点

❶ 旋转的右腿用力远蹬，脚趾回勾；
❷ 双肘靠近，胸腔打开；
❸ 脊柱挺直。

益　　处

❶ 灵活髋关节；
❷ 强健腿部肌肉力量；
❸ 强健核心肌肉群。

11 脊柱侧屈活动
Side Bending of Spine

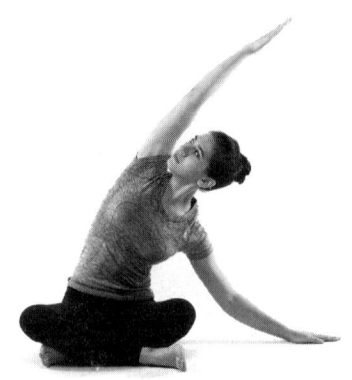
图 1.20 脊柱侧屈活动（1）

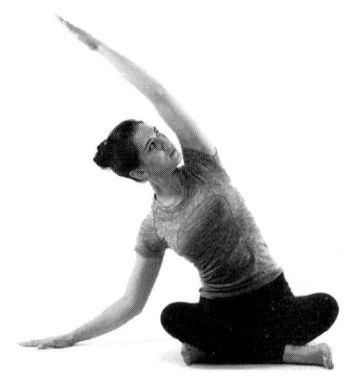
图 1.21 脊柱侧屈活动（2）

进入体式
❶ 简易盘坐，双手在体侧，指尖点地；
❷ 吸气，右臂经体侧向上；呼气，右臂带动脊柱伸展向左侧；
❸ 吸气，躯干回到正中；呼气，右臂落回；吸气，做反侧练习。

动作要点
❶ 两坐骨用力压地；
❷ 拉伸脊柱两侧；
❸ 伸展中，胸腔、腹腔翻转向上。

益　处
❶ 伸展侧腰；
❷ 拉伸脊柱空间。

12 腰部转动
Lower Back Twisting

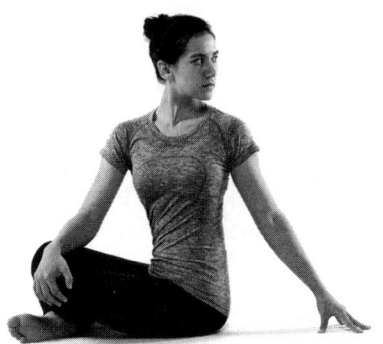

图 1.22　腰部转动（1）

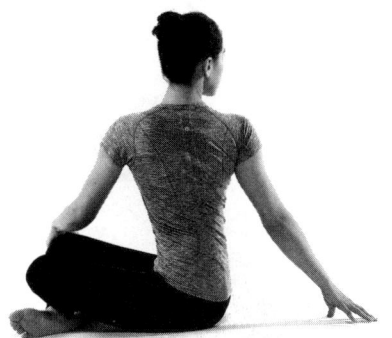

图 1.23　腰部转动（2）

进入体式

❶ 简易盘坐；
❷ 吸气，右手轻扶左膝外侧，左手在尾骨正后方，指尖点地；呼气，带动整条脊柱扭转向后；
❸ 吸气，头颈带动整条脊柱转回正中；呼气，扭转向反侧；
❹ 配合呼吸，动态练习。

动作要点

❶ 坐骨用力压地；
❷ 骨盆不动；
❸ 扭转时，脊柱每一侧都均等伸展；
❹ 后方手放于尾骨正后方一掌远的位置，指尖点地。

益　　处

❶ 扭转脊柱，放松腰背部肌肉；
❷ 伸展脊柱空间；
❸ 灵活髋关节。

13 指关节活动
Finger Joints Movement

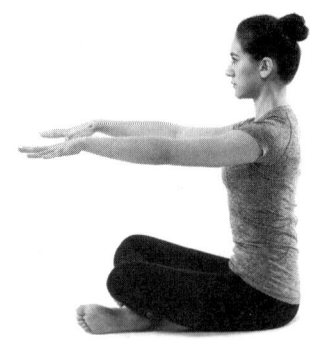

图 1.24 指关节活动（1）

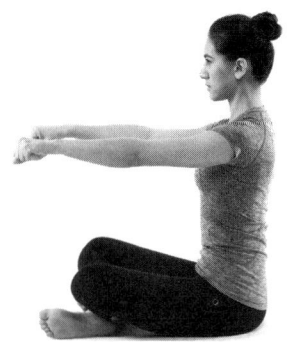

图 1.25 指关节活动（2）

进入体式

❶ 简易盘坐，双臂前平举，与肩同宽，掌心向下；
❷ 吸气，伸展手指；呼气，握拳；
❸ 配合呼吸，动态练习。

动作要点

❶ 手臂保持与肩等高；
❷ 手臂伸直；
❸ 每一根手指用力伸展。

益　处

❶ 打开手指关节；
❷ 强健手臂力量。

14 腕关节活动——上下翻掌
Wrist Movement-1

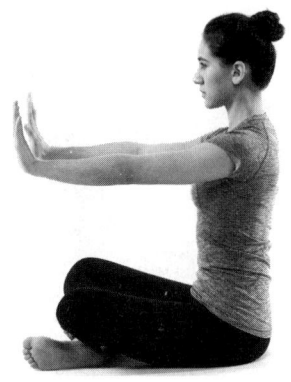

图 1.26　上下翻掌（1）

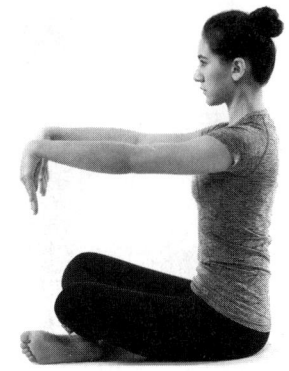

图 1.27　上下翻掌（2）

进入体式
❶ 简易盘坐，双臂前平举，与肩同宽，掌心向下；
❷ 吸气，立掌向上；呼气，振腕向下；
❸ 配合呼吸，动态练习。

动作要点
❶ 手掌立起时，将掌根用力远推；
❷ 手掌向下时，放松振动手腕；
❸ 手臂手肘始终伸直。

益　处
❶ 灵活手腕关节；
❷ 锻炼手臂肌肉力量。

15 腕关节活动——手腕转动
Wrist Movement-2

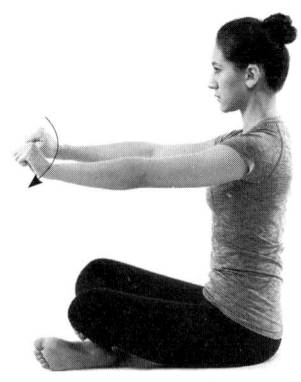

图 1.28　手腕转动（1）

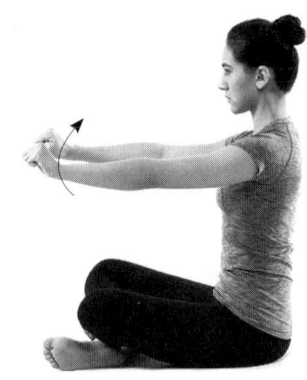

图 1.29　手腕转动（2）

进入体式

❶ 简易盘坐，双臂前平举，与肩同宽，掌心向下；大拇指在内，四指在外，手握空拳；

❷ 配合呼吸，顺时针方向绕动手腕，数次之后，反方向绕动。

动作要点

❶ 两拳用力向每个方向推远，展开手腕里面的空间；

❷ 双臂与肩等高，双肘始终伸直。

益　处

❶ 打开手腕的空间；

❷ 伸展腕关节的肌肉、肌腱、韧带；

❸ 强健手臂肌肉。

16 肘部活动
Elbow Movement

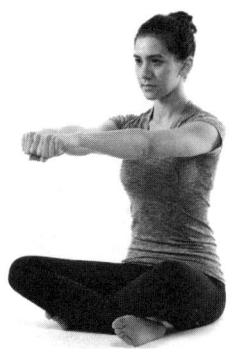

图 1.30 肘部活动（1）

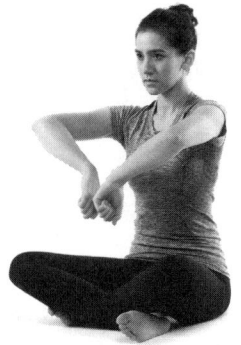

图 1.31 肘部活动（2）

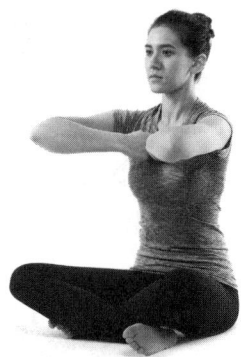

图 1.32 肘部活动（3）

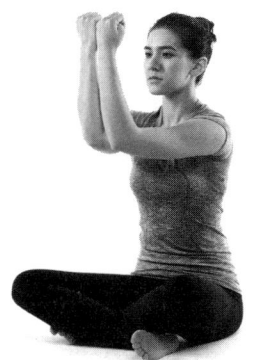

图 1.33 肘部活动（4）

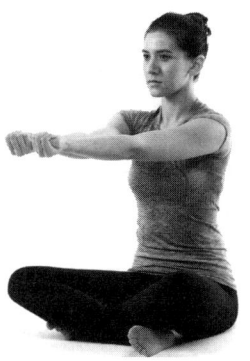

图 1.34 肘部活动（5）

进入体式

❶ 简易盘坐,双臂前平举,与肩同宽,掌心向下;大拇指在内,四指在外,手握空拳;

❷ 双拳贴靠,吸气,曲肘向上;呼气,双拳带动手臂,经下向前伸展;配合呼吸,动态练习;

❸ 数次之后,反方向练习,吸气,曲肘,小臂向下向内收回;呼气,并拢小臂,向前伸直。

动作要点

❶ 向内曲肘时,小臂靠拢;

❷ 向外伸展时,双肘分开,但不要太宽;

❸ 脊柱始终伸直。

益　处

❶ 灵活肘关节;

❷ 强健手臂肌肉。

17 肩部活动
Shoulder Movement

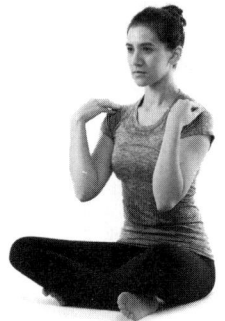

图 1.35 肩部活动（1）

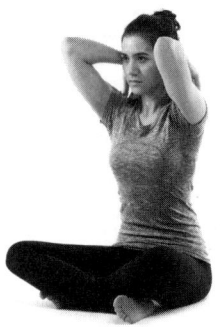

图 1.36 肩部活动（2）

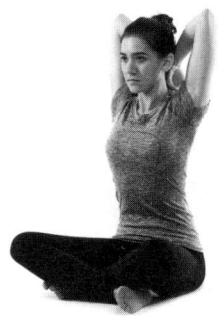

图 1.37 肩部活动（3）

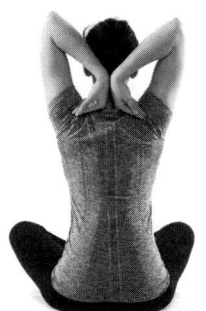

图 1.38 肩部活动（4）

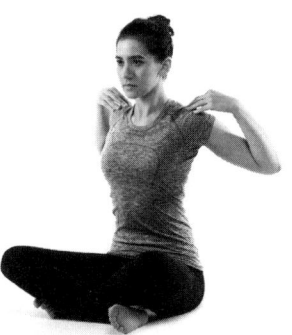

图 1.39 肩部活动（5）

进入体式

❶ 简易盘坐，双臂前平举，与肩同宽，曲肘，指点轻搭肩头；
❷ 以肩关节为轴，吸气，手肘向前向上；呼气，向后向下绕环；
❸ 配合呼吸，动态练习；
❹ 数次之后，反方向绕环。

动作要点

❶ 大臂贴着肋骨做旋转；
❷ 胸腔始终充分打开；
❸ 肩胛骨要内收。

益　处

❶ 打开肩关节空间；
❷ 强健肩关节周围肌肉；
❸ 灵活肩胛骨；
❹ 去除驼背。

18 上背部及中背部活动——直臂
Upper&Middle Back Movement-1

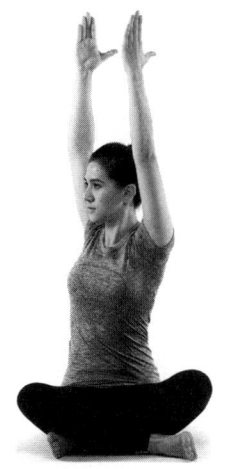 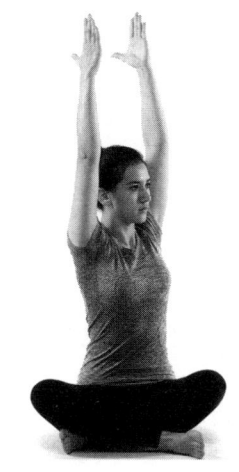

图 1.40 上背部和中背部活动（1）　　图 1.41 上背部和中背部活动（2）

进入体式

❶ 简易盘坐，双臂伸展向上，掌心相对；
❷ 吸气，脊柱伸展；呼气，躯干扭转向右侧；吸气，转回正中；呼气，反侧练习；
❸ 配合呼吸，动态练习。

动作要点

❶ 骨盆不动；
❷ 脊柱充分伸展再扭转；
❸ 双臂用力向上伸直。

益　处

❶ 伸展脊柱，拉展脊柱空间；
❷ 扭转脊柱，缓解脊柱疲劳；
❸ 强健背部肌肉及肩锁肌。

19 上背部及中背部活动——十指相扣翻掌
Upper&Middle Back Movement-2

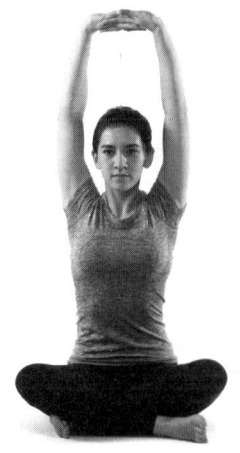 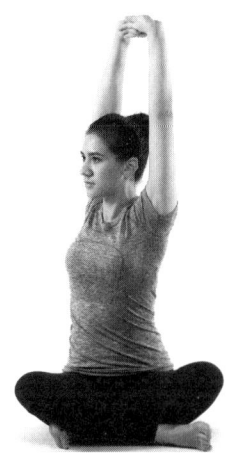 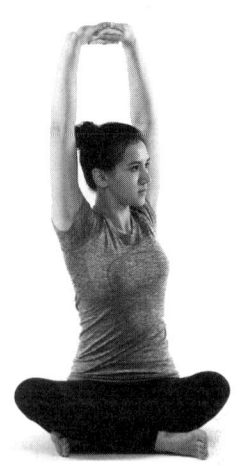

图 1.42 上背部和中背部活动（3）　　图 1.43 上背部和中背部活动（4）　　图 1.44 上背部和中背部活动（5）

进入体式

❶ 简易盘坐，双臂伸展向上，十指交叉，翻掌向上；
❷ 吸气，脊柱伸展；呼气，躯干扭转向右侧；吸气，转回正中；呼气，反侧练习；
❸ 配合呼吸，动态练习。

动作要点

❶ 骨盆不动；
❷ 脊柱充分伸展再扭转；
❸ 双手翻掌向上推，带动两侧腰伸展。

益　处

❶ 伸展脊柱，拉展脊柱空间；
❷ 扭转脊柱，缓解脊柱疲劳；
❸ 强健背部肌肉及肩锁肌。

20 颈部活动——抬头低头
Neck Movement-1

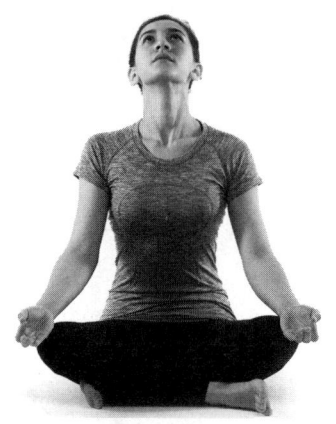

图1.45 颈部活动（抬头）

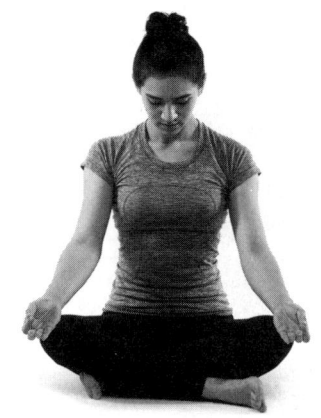

图1.46 颈部活动（低头）

进入体式

❶ 简易盘坐；
❷ 吸气，抬头，伸展脖颈前侧；呼气，低头，伸展脖颈后侧；
❸ 配合呼吸，动态练习。

动作要点

❶ 脊柱始终伸直；
❷ 颈部前侧、后侧充分伸展。

益　处

❶ 拉伸颈部空间；
❷ 去除颈部肌肉疲劳，强健颈部前后侧肌肉。

21 颈部活动——倒向旁侧
Neck Movement-2

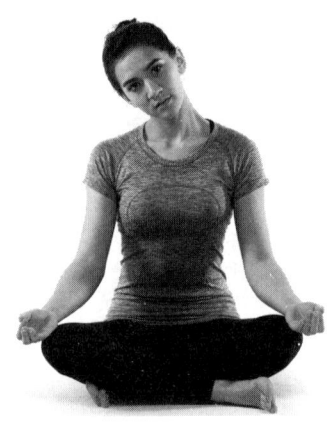

图 1.47 颈部活动（右侧倒）

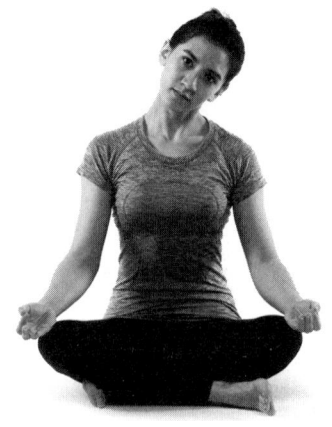

图 1.48 颈部活动（左侧倒）

进入体式

❶ 简易盘坐；
❷ 呼气，头向右侧伸展，吸气带回；呼气，头向左侧伸展；
❸ 配合呼吸，动态练习。

动作要点

❶ 双肩始终不动；
❷ 伸展时，耳朵靠向肩膀方向；
❸ 面部始终朝前。

益　处

打开颈部两侧空间。

22 颈部活动——平行转动
Neck Movement-3

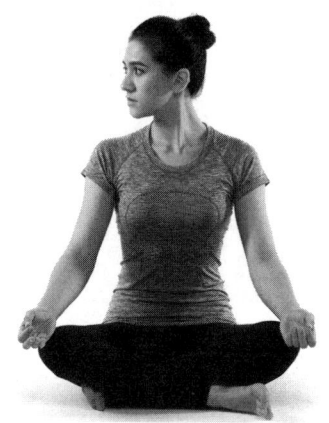

图 1.49　颈部活动（向右侧转动）

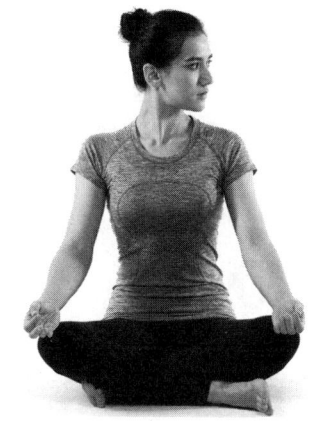

图 1.50　颈部活动（向左侧转动）

进入体式
❶ 简易盘坐；
❷ 呼气，头颈扭转向右侧，吸气回正；呼气，头颈扭转向左侧；
❸ 配合呼吸，动态练习。

动作要点
❶ 双肩始终不动；
❷ 转动头部时下巴始终保持在同一水平线上，下巴至胸腔始终保持一致距离。

益　处
❶ 拉伸颈部空间；
❷ 将颈部每一侧的肌肉都伸展；
❸ 释放颈椎压力。

二、站立关节活动（Standing Joints Movement）

1 站立姿势
Standing Position-1

进入体式

❶ 站立，双脚并拢；
❷ 收尾骨，摆正骨盆；
❸ 腰背挺直；
❹ 双臂放于体侧，掌心贴住身体；
❺ 头摆正，目视前方。

动作要点

❶ 双脚并拢，大脚趾相触；
❷ 十根脚趾打开，脚掌下压，足弓上提；
❸ 双腿内旋；
❹ 尾骨内收，让骨盆摆正；
❺ 脊柱挺直，胸腔打开；
❻ 双肩打开，下沉；
❼ 头部摆正。

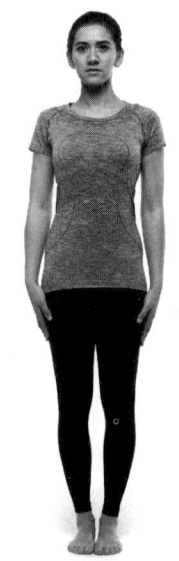

图 1.51 站立姿势

益　处

正确站立姿态，可以训练肌肉靠近骨骼，对骨骼起到稳固的作用。

2 站立姿势
Standing Position-2

进入体式

❶ 站立，双脚分开骨盆同宽；
❷ 收尾骨，摆正骨盆；
❸ 腰背挺直；
❹ 双臂放于体侧，掌心贴住身体；
❺ 头摆正，目视前方。

动作要点

❶ 双脚分开与骨盆同宽，脚外缘平行；
❷ 十根脚趾打开，脚掌下压，足弓上提；
❸ 双腿内旋；
❹ 尾骨内收，让骨盆摆正；
❺ 脊柱挺直，胸腔打开；
❻ 双肩打开，下沉；
❼ 头部摆正。

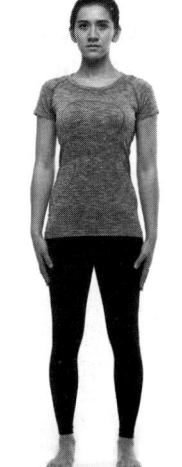

图 1.52　分腿站立

益　　处

正确站立姿态，可以训练肌肉靠近骨骼，对骨骼起到稳固的作用。

3 颈部活动——抬头低头
Neck Movement-1

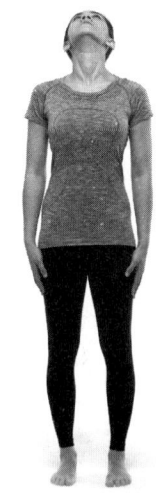

图 1.53　颈部活动（抬头）

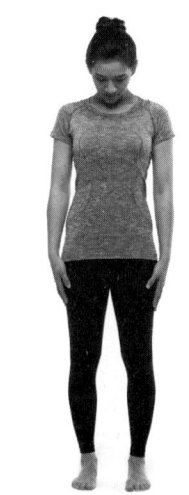

图 1.54　颈部活动（低头）

进入体式
❶ 双脚分开，与骨盆同宽，立直脊背，双肩放松；
❷ 吸气，抬头，伸展脖颈前侧；呼气，低头，伸展脖颈后侧；
❸ 配合呼吸，动态练习。

动作要点
❶ 脊柱始终伸直；
❷ 颈部前侧、后侧充分伸展。

益　　处
❶ 拉伸颈部空间；
❷ 去除颈部肌肉疲劳，强健颈部前后侧肌肉。

4 颈部活动——倒向旁侧
Neck Movement-2

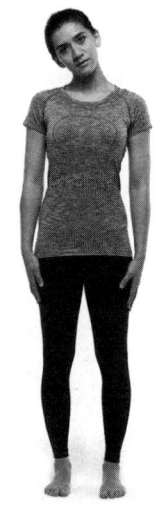
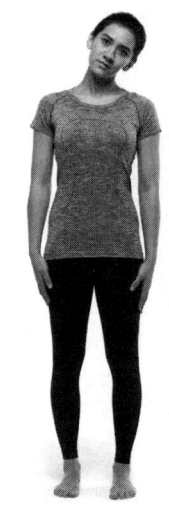

图 1.55　颈部活动（倒向右侧）　　　　图 1.56　颈部活动（倒向左侧）

进入体式
❶ 双脚分开，与骨盆同宽，立直脊背，双肩放松；
❷ 呼气，头向右侧伸展，吸气带回；呼气，头向左侧伸展；
❸ 配合呼吸，动态练习。

动作要点
❶ 双肩始终不动；
❷ 伸展时耳朵靠向肩膀方向；
❸ 面部始终朝前。

益　　处
打开颈部两侧空间。

5 颈部活动——平行转动
Neck Movement-3

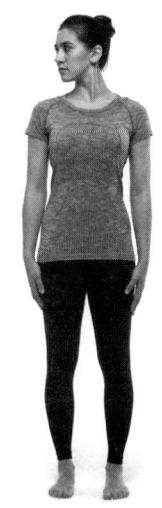
图 1.57 颈部活动（转向右侧）

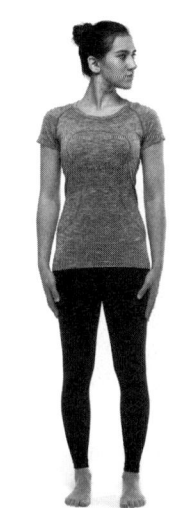
图 1.58 颈部活动（转向左侧）

进入体式
❶ 双脚分开，与骨盆同宽，立直脊背，双肩放松；
❷ 呼气，头颈扭转向右侧，吸气回正；呼气，头颈扭转向左侧；
❸ 配合呼吸，动态练习。

动作要点
❶ 双肩始终不动；
❷ 转动头部时下巴始终保持在同一水平线上。

益　处
❶ 拉伸颈部空间；
❷ 将颈部每一侧的肌肉都伸展；
❸ 释放颈椎压力。

6 指关节活动
Finger Joints Movement

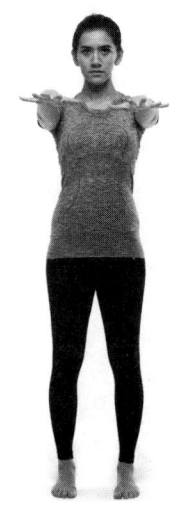

图 1.59　指关节活动（1）

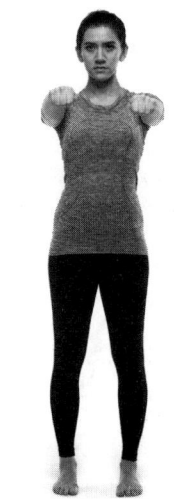

图 1.60　指关节活动（2）

进入体式

❶ 站立，双脚分开与骨盆同宽；伸展双臂前平举，掌心向下；
❷ 吸气，伸展手指；呼气，握拳；
❸ 配合呼吸，动态练习。

动作要点

❶ 手臂保持与肩等高；
❷ 手臂伸直；
❸ 每一根手指用力伸展。

益　处

❶ 打开手指关节；
❷ 强健手臂力量。

7 腕关节活动——上下翻掌
Wrist Movement-1

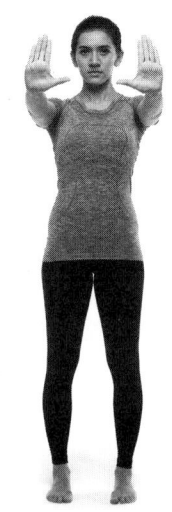

图 1.61　上下翻掌（1）

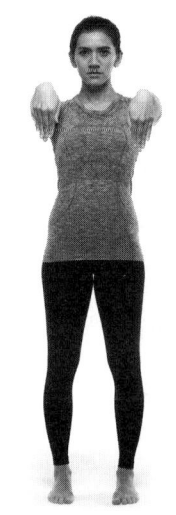

图 1.62　上下翻掌（2）

进入体式
❶ 站立，双脚分开与骨盆同宽，伸展双臂前平举，掌心向下；
❷ 吸气，立掌向上；呼气，振腕向下；
❸ 配合呼吸，动态练习。

动作要点
❶ 手掌立起时，将掌根用力远推；
❷ 手掌向下时，放松振动手腕；
❸ 手臂手肘始终伸直。

益　　处
❶ 打开手腕的空间；
❷ 伸展腕关节的肌肉、肌腱、韧带；
❸ 强健手臂肌肉。

8 腕关节活动——腕关节转动
Wrist Movement-2

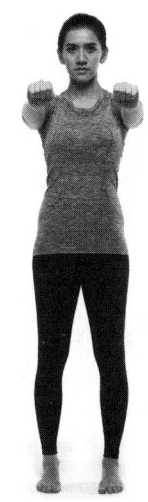
图 1.63　腕关节转动（1）

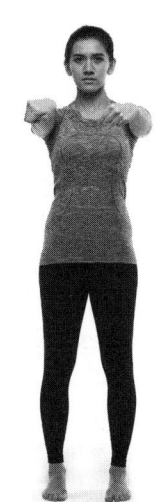
图 1.64　腕关节转动（2）

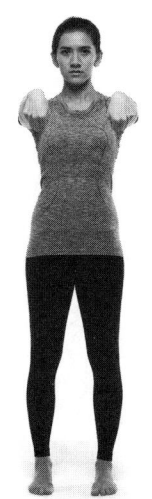
图 1.65　腕关节转动（3）

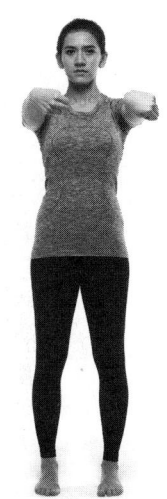
图 1.66　腕关节转动（4）

进入体式

❶ 站立，双脚分开与骨盆同宽，伸展双臂前平举，大拇指在内，四指在外，手握空拳；

❷ 配合呼吸，双拳带动手腕顺时针方向绕环；

❸ 数次之后，反方向绕环。

动作要点

❶ 两拳用力向每个方向推远，展开手腕里面的空间；

❷ 双臂与肩等高，双肘始终伸直。

益　处

❶ 打开手腕的空间；

❷ 伸展腕关节的肌肉、肌腱、韧带；

❸ 强健手臂肌肉。

9 肘部活动
Elbow Movement

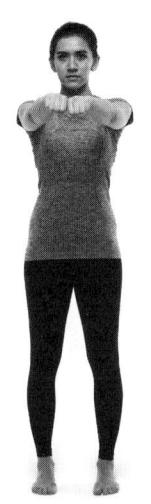 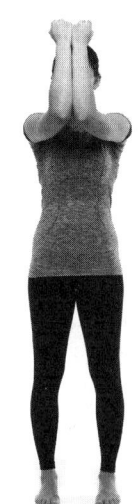 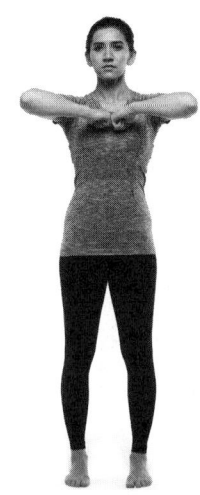 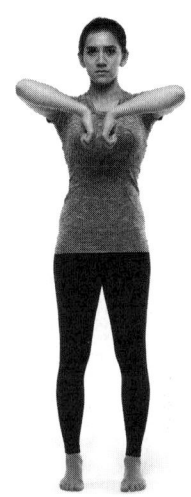

图 1.67 肘关节活动 (1)　　图 1.68 肘关节活动 (2)　　图 1.69 肘关节活动 (3)　　图 1.70 肘关节活动 (4)

进入体式

❶ 站立，双脚分开与骨盆同宽，伸展双臂前平举，大拇指在内，四指在外，手握空拳；

❷ 双拳贴靠，吸气，曲肘向上；呼气，双拳带动手臂，经下向前伸展。配合呼吸，动态练习；

❸ 数次之后，反方向练习，吸气，曲肘，小臂向下向内收回；呼气，并拢小臂，向前伸直。

动作要点

❶ 向内曲肘时，小臂靠拢；
❷ 向外伸展时，双肘分开不要太宽；
❸ 脊柱始终伸直。

益　处

❶ 灵活肘关节；
❷ 强健手臂肌肉。

10 肩部活动
Shoulder Movement

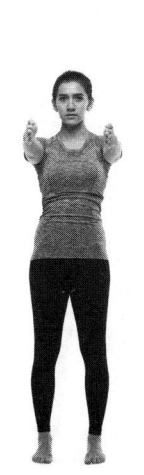

图 1.71 肩部活动 (1)

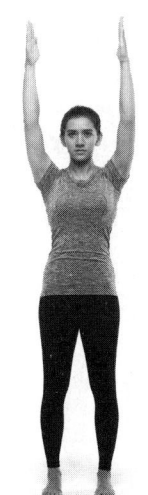

图 1.72 肩部活动 (2)

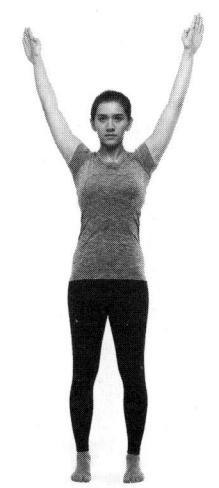

图 1.73 肩部活动 (3)

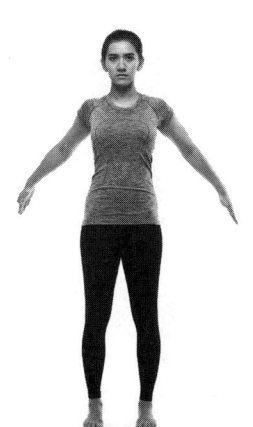

图 1.74 肩部活动 (4)

进入体式
❶ 站立，双脚分开与骨盆同宽；
❷ 吸气，伸展手臂向上；呼气，向后向下绕环；
❸ 配合呼吸，动态练习；
❹ 数次之后，反方向绕环。

动作要点
❶ 双脚用力压地，保持身体稳定；
❷ 双臂用力伸展，使肩关节里有足够空间再去旋转。

益　处
❶ 灵活肩关节；
❷ 强健手臂力量；
❸ 强健上背部肌肉。

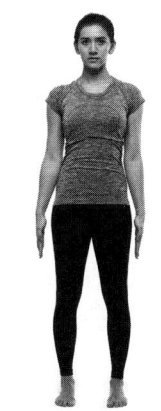

图 1.75 肩部活动 (5)

11 胸部扩展练习
Chest Opening Practice

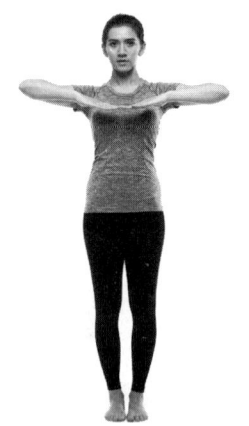

图 1.76 胸部扩展活动（1）

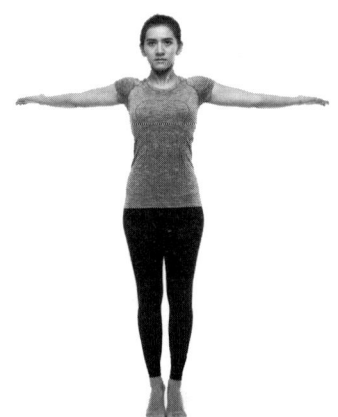

图 1.77 胸部扩展活动（2）

进入体式

❶ 站立，双脚并拢；
❷ 吸气，曲肘，小臂胸前端平，呼气，振肘两次，吸气，打开手臂侧平举，翻掌向上，同时提起脚跟，呼气，落回；
❸ 配合呼吸，动态练习。

动作要点

❶ 扩手肘时，保持手肘端平；
❷ 手臂打开时端平手臂，胸廓打开；
❸ 抬脚跟时夹紧双腿。

益　处

❶ 打开胸廓；
❷ 强健肋间肌；
❸ 激活肺脏。

12 躯干侧伸展活动
Side Stretching

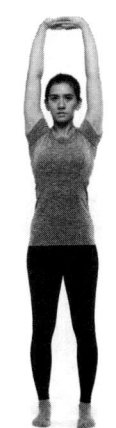
图 1.78 躯干侧伸展活动（1）

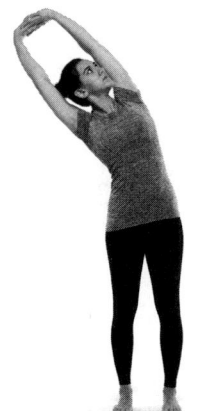
图 1.79 躯干侧伸展活动（2）

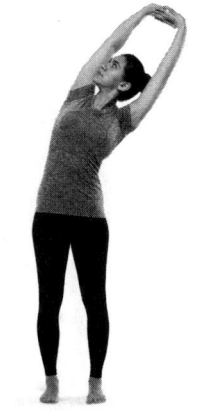
图 1.80 躯干侧伸展活动（3）

进入体式

❶ 站立，双脚打开与骨盆同宽；
❷ 吸气，双臂经体侧伸展向上，十指交叉，翻掌根向上；
❸ 吸气，脊柱伸展，呼气，双臂带动躯干伸展向右侧，吸气回正；呼气，双臂带动躯干伸展向左侧，吸气回正；
❹ 配合呼吸，动态练习。

动作要点

❶ 双脚用力压实地面；
❷ 骨盆摆正不动；
❸ 两侧腰同时充分拉伸；
❹ 双臂用力伸直，掌根推远。

益　　处

❶ 拉伸侧腰肌肉；❷ 伸展灵活脊柱；❸ 打开胸腔。

13 中背部转动
Middle Back Twisting

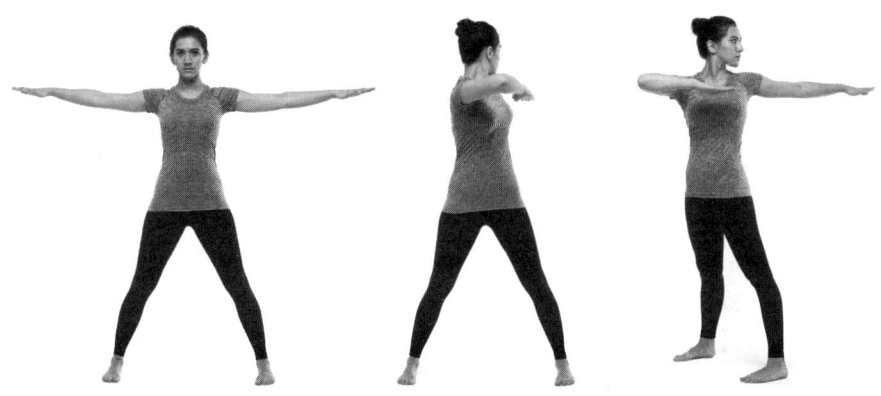

图 1.81　中背部转动（1）　　图 1.82　中背部转动（2）　　图 1.83　中背部转动（3）

进入体式

❶ 站立，双脚打开一腿宽；
❷ 吸气，双臂侧平举，呼气，双臂带动躯干扭转向右后方，吸气回正；呼气，双臂带动躯干扭转向左后方，吸气回正；
❸ 配合呼吸，动态练习。

动作要点

❶ 双脚距离一腿宽；
❷ 骨盆始终保持稳定不动；
❸ 手臂端平带动脊柱扭转。

益　处

❶ 去除脊柱疲劳；
❷ 增加脊柱周围血液循环，滋养脊柱及周围肌肉。

14 下背部旋转活动
Lower Back Twisting

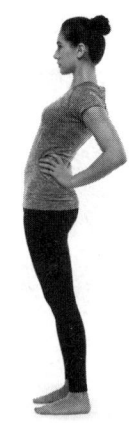

图 1.84 下背部旋转活动（1）

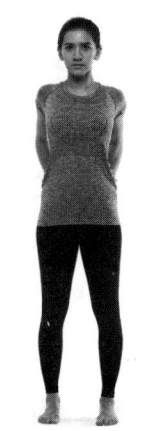

图 1.85 下背部旋转活动（2）

进入体式
❶ 站立，双脚分开与骨盆同宽；曲肘，手扶髋；
❷ 配合呼吸，顺时针方向旋转骨盆；
❸ 数次之后，反方向旋转骨盆。

动作要点
❶ 两脚分开与肩同宽；
❷ 双脚压实地面，不要曲双膝；
❸ 骨盆向每个方向推远；
❹ 手肘夹紧；
❺ 头部保持稳定，视线稳定。

益　处
❶ 伸展下背部空间；
❷ 释放下背部肌肉紧张疲惫；
❸ 减少下背部组织肌肉杂质。

15 髋关节活动
Hip Joint Movement

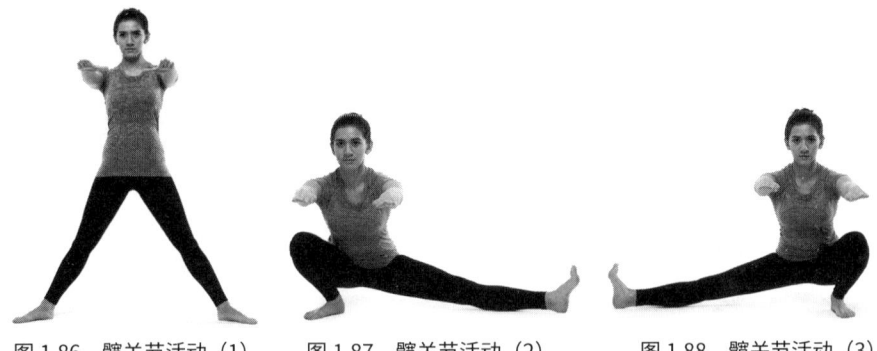

图 1.86　髋关节活动（1）　　图 1.87　髋关节活动（2）　　图 1.88　髋关节活动（3）

进入体式

❶ 站立，双脚分开一腿宽，双臂前平举；
❷ 呼气，曲右膝，臀部下蹲，左腿外旋，脚尖回勾，吸气回正；呼气，曲左膝，臀部下蹲，右腿外旋，脚尖回勾，吸气回正；
❸ 配合呼吸，动态练习。

动作要点

❶ 双腿间距一腿长；
❷ 曲膝腿保持膝盖指向脚趾尖方向；
❸ 伸直腿从大腿根处外旋，脚尖回勾；
❹ 背部始终挺直。

益　　处

❶ 灵活髋关节；
❷ 强健臀肌。

16 膝关节活动
Knee Joint Movement

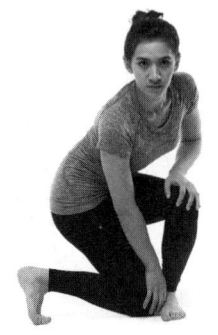 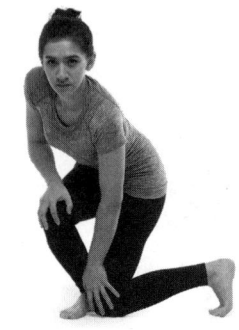 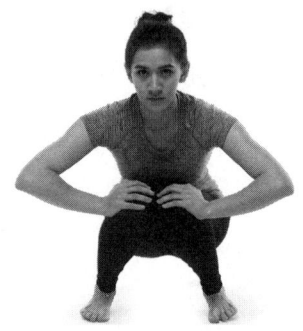

图 1.89　膝关节活动（1）　　　图 1.90　膝关节活动（2）　　　图 1.91　膝关节活动（3）

进入体式

❶ 站立，双脚分开一小腿宽，俯身向下，双手扶膝；
❷ 呼气，曲右膝，将右膝落向左脚足弓内侧地面，吸气，回正；呼气，曲左膝，将左膝落向右脚足弓内侧地面，吸气，回正；
❸ 呼气，曲双膝臀部下蹲，吸气回正。

动作要点

❶ 膝盖落地时要转脚尖朝向膝盖的方向；
❷ 膝盖轻轻落地；
❸ 上身保持伸展。

益　处

❶ 灵活膝关节；
❷ 强健膝盖四周的肌肉和韧带；
❸ 强健双腿肌肉。

17 脚踝伸展活动 1
Ankle Stretching

进入体式
❶ 站立，双脚并拢；
❷ 吸气，手臂经体侧上举，掌心相对；
❸ 同时抬起脚跟，伸展脚踝前侧；
❹ 呼气，双臂双腿还原，脚跟落地；
❺ 动态练习 5 次，最后两次各保持 3 个呼吸。

动作要点
❶ 两脚并拢；
❷ 双腿用力夹紧；
❸ 脚跟充分上提，下落；
❹ 手臂伸展向上时，让手臂内侧用力拉长；
❺ 起落过程，整个身体保持稳定。

益　处
❶ 打开脚踝关节；
❷ 伸展脚踝前后侧的肌肉；
❸ 强健小腿肌肉；
❹ 锻炼身体的平衡。

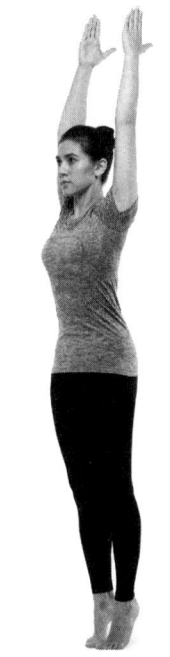

图 1.92　脚踝伸展活动

18 脚踝伸展活动 2
Ankle Stretching

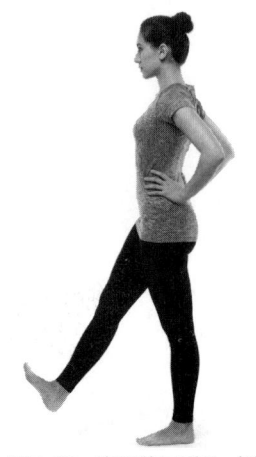

图 1.93　脚踝伸展活动（1）

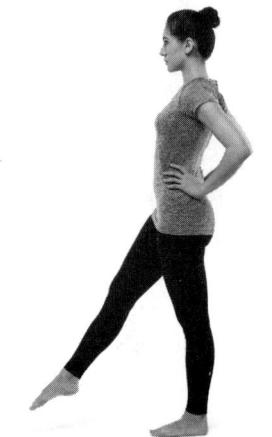

图 1.94　脚踝伸展活动（2）

进入体式

❶ 站立，双脚并拢，手扶髋；
❷ 吸气，抬起右腿右脚，再次吸气，脚掌回勾，呼气，绷脚；
❸ 配合呼吸，动态练习；身体回正后，做反侧练习。

动作要点

❶ 左脚压实地面；
❷ 右腿伸直；
❸ 右脚踝充分旋转；
❹ 上身保持稳定。

益　处

❶ 打开脚踝关节；　❷ 伸展脚踝四周的肌肉；
❸ 强健小腿肌肉；　❹ 锻炼身体的平衡。

19 脚踝旋转活动
Ankle Rotation

进入体式

❶ 站立，双脚并拢，手扶髋；
❷ 吸气，抬起右腿右脚，伴随呼吸，顺时针方向绕动脚踝，数次之后，逆时针方向绕动脚踝；
❸ 身体回正后，反侧练习。

动作要点

❶ 左脚压实地面；
❷ 右腿伸直；
❸ 右脚踝充分旋转；
❹ 上身保持稳定。

益　　处

❶ 打开脚踝关节；
❷ 伸展脚踝四周的肌肉；
❸ 强健小腿肌肉；
❹ 锻炼身体的平衡。

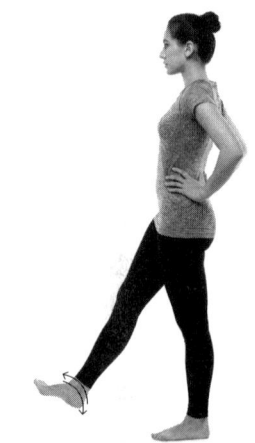

图 1.95　脚踝旋转活动

第二节 太阳致敬式

太阳致敬式，顾名思义，是瑜伽士向太阳神致敬的一种方式。通过8个体式的一系列体式组合，向太阳神致以感激、尊敬。

太阳被称为知识之神，在很多典籍中，太阳也被尊称为第一位瑜伽大师。很多经典记述，瑜伽的知识是从太阳神那里传承得来。

太阳致敬式本身是一套完整的瑜伽练习，其中不同的步骤对应激活身体不同部位。可以说，一套完整的练习下来，全身没有任何肌肉、韧带、肌腱甚至器官不被作用到，身体的每一个组成部分都得到锻炼。所以，很多时候，如果练习者时间有限，那么太阳致敬式就可以作为一套足以完整激活全身的练习，整套练习的过程如图所示。

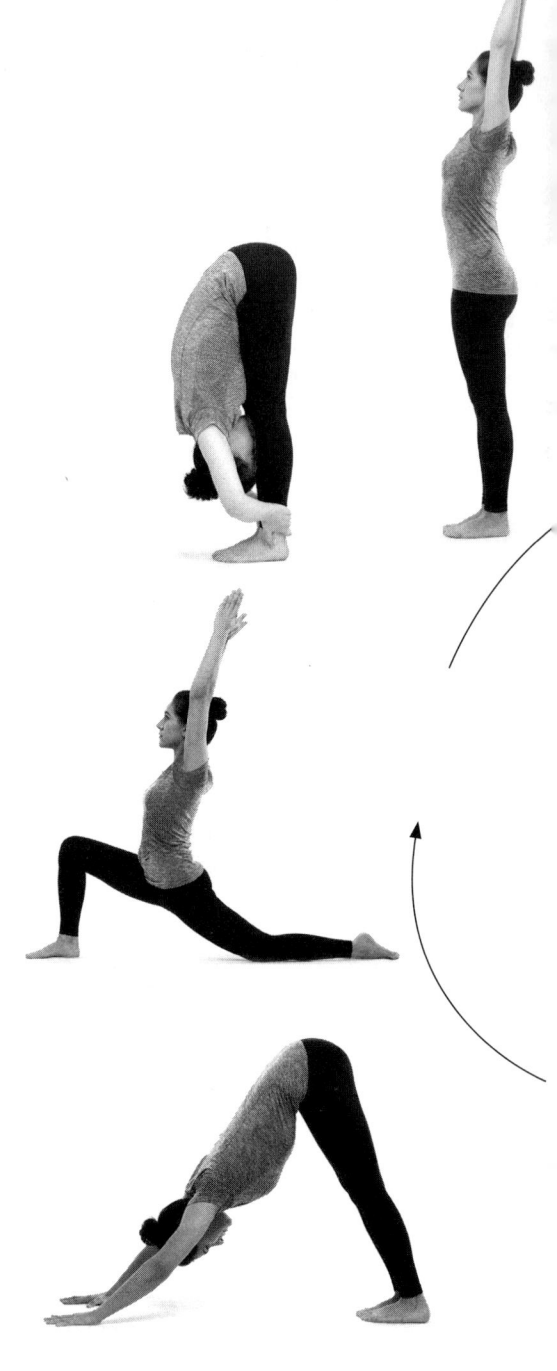

047

（结束）　（起始）

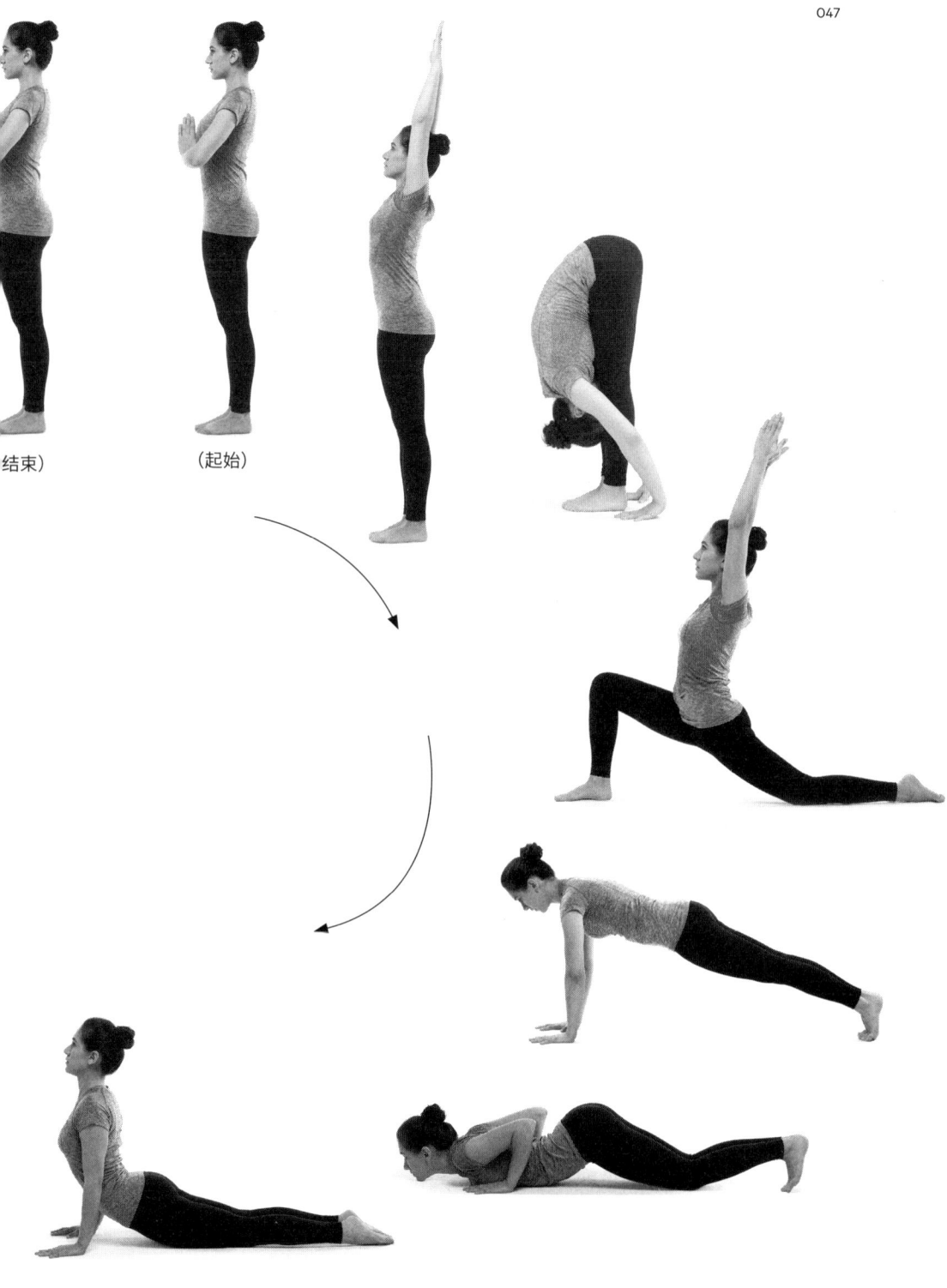

一、太阳致敬系列（Sun Salutation Sequence）

1 站立祈祷式
Pranamasana / Standing Prayer Pose

进入体式
山式站立，合掌胸前。

保持要点
❶ 双脚踩实；
❷ 大腿收紧；
❸ 骨盆摆正；
❹ 脊柱延长；
❺ 双肩后展；
❻ 目视前方。

益　处
增强稳定性。

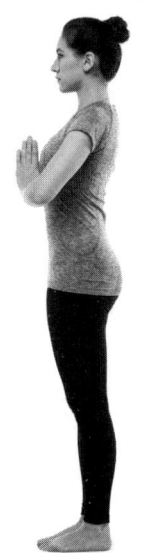

图 1.96　站立祈祷式

2 手臂上举式变体（1）
Hasta Uttanasana / Raised Arms Pose Variation 1

进入体式

❶ 站立祈祷式准备；
❷ 吸气，双臂经体前直臂上举；
❸ 抬头，向斜上方望出。

保持要点

❶ 大腿收紧；
❷ 脊柱延展；
❸ 手臂用力伸展；
❹ 腋窝要打开。

益　处

打开身体内部空间。

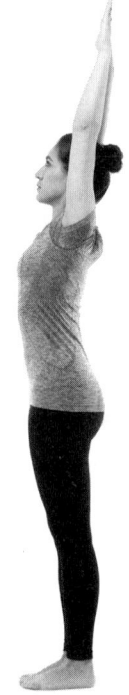

图 1.97　手臂上举式变体（1）

3 站立前屈式变体（1）
Pada Hastasana / Hands to Feet Pose Variation 1

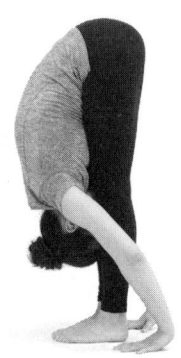

图 1.98　站立前屈式变体（1）

进入体式
❶ 手臂上举式准备；
❷ 呼气，俯身向前，双手抓脚踝，或者放在脚后。

保持要点
❶ 大腿收紧；
❷ 髌骨上提；
❸ 从髋关节俯身向前；
❹ 腹部一定要放松；
❺ 手抓脚踝，帮助两腿内旋，并伸展脊柱；
❻ 额头可以贴到腿上。

益　　处
❶ 增加腹股沟灵活性；
❷ 紧实大腿；
❸ 放松神经。

4-1 奔马式变体（1）
Ashwa Sanchalanasana / Equestrian Pose Variation 1

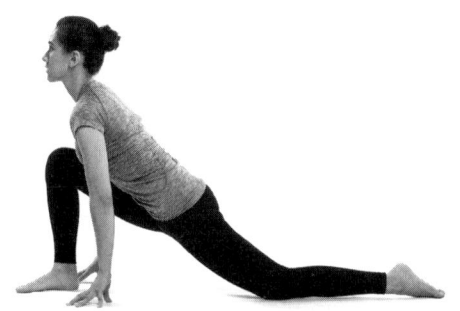

图 1.99　奔马式变体（1）

进入体式
❶ 站立前屈式准备；
❷ 吸气左腿向后，脚背贴地，膝盖落地，双手落在肩下方；
❸ 抬头向上看。

保持要点
❶ 双脚用力下压；
❷ 骨盆摆正前推；
❸ 脊柱立直伸展。

益　处
❶ 柔软腹股沟；
❷ 打开髋关节。

4-2 奔马式变体（2）
Ashwa Sanchalanasana / Equestrian Pose Variation 2

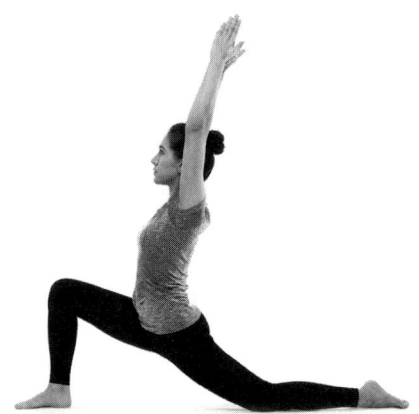

图 1.100　奔马式变体（2）

进入体式
❶ 奔马式变体（1）准备；
❷ 吸气，双臂抬起，抬头向上。

保持要点
❶ 双臂伸直；
❷ 展开腋窝；
❸ 打开胸腔。

益　　处
❶ 柔软腹股沟；
❷ 打开髋关节；
❸ 拉长脊柱；
❹ 打开肩关节。

5 板式
Dandasana / Flank Pose

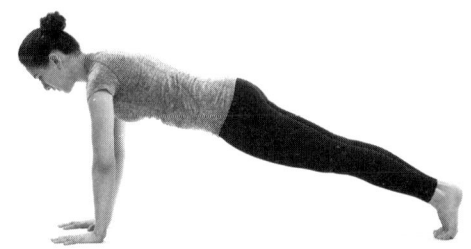

图 1.101　板式

进入体式
❶ 奔马式准备；
❷ 呼气，双手落在肩下方，左脚后撤，双腿并拢。

保持要点
❶ 头顶向前，脚跟向后；
❷ 大腿收紧；
❸ 脊柱延长；
❹ 双手用力推地，十个手指大大张开；
❺ 手肘内旋，肘眼相对；
❻ 展开胸廓；
❼ 腹部收紧，但呼吸要均匀。

益　　处
❶ 增加腹部力量；
❷ 增加支撑能力。

6 八肢式变体 1
Ashtanga Namaskara / Salute With Eight Limbs Pose

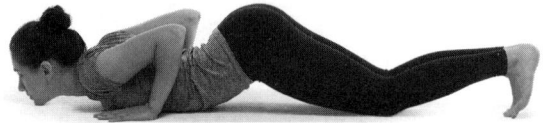

图 1.102　八肢式变体 1

进入体式
❶ 板式准备；
❷ 吸气，推身向后来到婴儿式；
❸ 呼气，俯身向前，前胸贴放到两手间地板。

保持要点
全身双脚、双膝、双手、前胸和下颌八个点落地，抬高臀部。

益　　处
加强身体配合。

7 眼镜蛇式
Bhujangasana / Cobra Pose

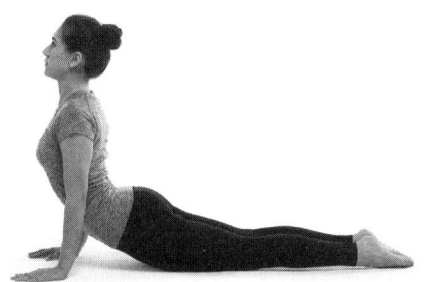

图 1.103　眼镜蛇式

进入体式
❶ 八肢式变体 1 准备；
❷ 吸气，用双手推地的力量使脊柱向前伸展，抬头，引领上身慢慢抬起。

保持要点
❶ 双臂伸直；
❷ 双肩展开、沉肩向下；
❸ 颈部伸展；
❹ 眼睛向斜前方望出。

益　　处
❶ 拉长脊柱前侧；
❷ 增强消化火力。

8 顶峰式
Parvatasana / Mountain Pose

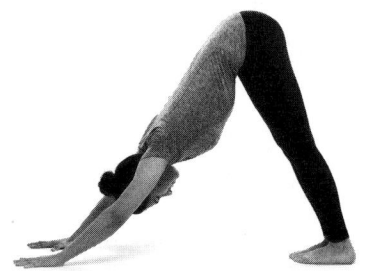

图 1.104　顶峰式

进入体式
❶ 眼镜蛇式准备；
❷ 推手，臀向后退；
❸ 踮脚尖，蹬直双腿。

保持要点
❶ 两脚并拢，脚尖贴合，脚跟微分，两腿内旋；
❷ 双腿双臂要努力伸直；
❸ 坐骨高高推向天花板；
❹ 十个手指大大张开；
❺ 肘眼相对；
❻ 肩膀推向腋窝；
❼ 脊柱伸展；
❽ 双脚踩实，特别是脚跟要用力压实地板。

益　处
❶ 打开髋关节；
❷ 打开腋窝；
❸ 拉长脊柱。

第三节　仰卧体式系列

　　所有仰卧体式，对于强健腹肌都有极好的功效，可以调节到每一块腹部肌肉。如果腹肌不强健，人就无法坚持任何长时间的体力活动。因为无论我们做什么，都需要先从核心肌群发力。仰卧体式练习，是最好的建立核心肌群的身体姿态，既可以强健核心，又不会让人过度疲劳。

　　仰卧体式，可以把脊柱向下拉拽。生活中大部分时间，脊柱都在提拉向头的方向。而在仰卧的姿态下，无论做什么体式，脊柱都在自然而然地拉伸向腿的方向。让脊柱周围肌肉更为健康，去除椎骨之间的挤压。

1 挺尸式
Savasana / Corpse Pose

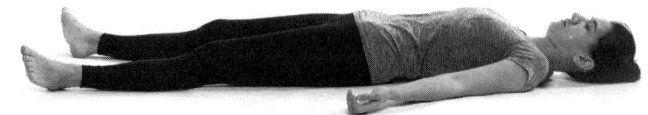

图 1.105　挺尸式

进入体式
❶ 仰卧在地面上；
❷ 双腿分开与骨盆同宽，双脚自然外倒；
❸ 双臂放于身体的两侧与身体成大约 30° 的夹角；
❹ 头部放平于地面上。

保持要点
❶ 双脚分开的距离要与骨盆基本等宽；
❷ 骨盆要摆正使尾骨内收，让腰椎段尽量贴向地面；
❸ 手臂与身体的距离约 30°，不要太远或太近；
❹ 双肩要旋开，拉长脖颈的空间；
❺ 头部位置放正；
❻ 下巴要回收，让面部皮肤流淌向胸腔。

出离体式
随呼吸收回双腿、双臂。

益　处
❶ 将体式练习中带给身体的疲劳完全释放；
❷ 让能量停留在正确的地方；
❸ 平和头脑。

2 仰卧山式伸展
Tadasana / Supine Stretching

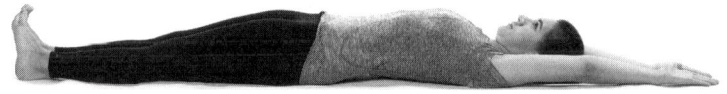

图 1.106　仰卧山式伸展

进入体式
❶ 仰卧；
❷ 双腿双脚并拢；
❸ 吸气，手臂上举过头顶，手臂落地；
❹ 两手拇指相勾。

保持要点
❶ 双脚并拢，脚内侧远蹬，拉伸双腿内侧；
❷ 双腿内旋；
❸ 尾骨内收骨盆摆正，腰部尽量沉向地面；
❹ 肋骨下沉；
❺ 手臂要伸直。

出离体式
❶ 吸气，松开两大拇指；
❷ 呼气，双臂落回体侧。

益　处
❶ 伸展整个身体；
❷ 打开腋窝；
❸ 打开胸腔；
❹ 拉伸脊柱的空间。

3 锁腿式变体（1）
Pavanmuktasana / Wind-releasing Pose Var. 1

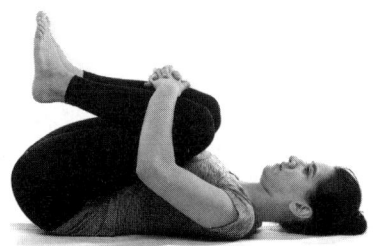

图 1.107　锁腿式变体（1）

进入体式
❶ 仰卧；
❷ 吸气，曲双膝靠近胸腔；
❸ 呼气，双手十指交扣放于小腿上，将双腿拉向胸腔。

保持要点
❶ 双脚放松，不要用力勾脚或绷脚；
❷ 双腿靠近腹部，靠近胸腔；
❸ 手肘双肩自然下沉；
❹ 头部摆正，下巴回收。

出离体式
❶ 吸气，解开双手；
❷ 呼气，放落双腿回地面。

益　处
❶ 挤压腹部器官，排出肠道里不好的瓦塔能量；
❷ 伸展脊柱，拉伸腰椎。

4 锁腿式变体（2）
Pavanmuktasana / Wind-releasing Pose Var. 2

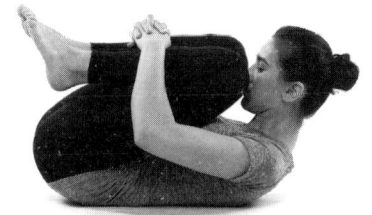

图 1.108　锁腿式变体（2）

进入体式
❶ 仰卧并腿；
❷ 吸气，曲双膝，双手扶膝盖；
❸ 呼气，双手拉双腿贴向胸腔；
❹ 吸气，抬起胸腔。

保持要点
❶ 呼吸自然顺畅；
❷ 腹部收紧；
❸ 双肩展开。

出离体式
呼气，放落双腿双臂，回到仰卧山式。

益　处
❶ 强化腹部力量；
❷ 提升消化火力。

5 单腿锁腿式变体 1
Ardha-Pavanmuktasana / Half Wind-releasing Pose Var.1

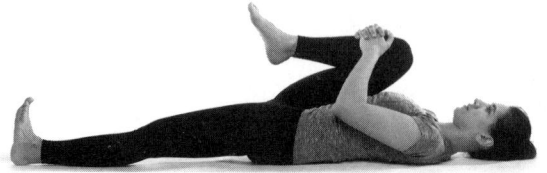

图 1.109　单腿锁腿式变体（1）

进入体式
❶ 仰卧山式；
❷ 吸气，曲右膝，双手扶膝盖；
❸ 呼气，双手拉右膝向胸腔。

保持要点
❶ 头部不要抬离地面，保证脊柱延展；
❷ 左脚跟远蹬，拉长脊柱。

出离体式
呼气，松开双手，放落右腿双臂，回到仰卧山式。

益　　处
❶ 柔软髋关节；
❷ 延展脊柱。

6 单腿锁腿式变体 2
Ardha-Pavanmuktasana / Half Wind-releasing Pose Var.2

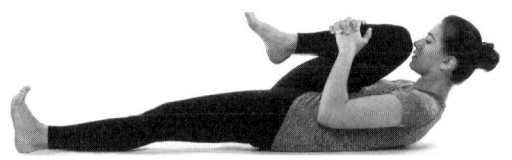

图 1.110　单腿锁腿式变体（2）

进入体式

❶ 仰卧山式；
❷ 吸气，曲右膝靠近胸腔；
❸ 呼气，双手十指交扣放于右小腿上，将右腿拉向胸腔；
❹ 吸气，抬头起身，下巴靠向右膝盖。

保持要点

❶ 地面上的左脚位于中轴线处，脚跟用力压地，脚掌回勾，脚内缘用力远蹬；
❷ 左腿伸直，大腿内旋；
❸ 右腿右脚放松，尽量靠向胸腔；
❹ 手肘放松下沉，肩膀下沉；
❺ 上身抬起时不要耸肩，仰头。

出离体式

❶ 呼气，收着下巴放落上身；
❷ 解开双手回落地面；
❸ 伸直右腿回落地面。

益　处

❶ 强健腹部肌肉；
❷ 挤压按摩肠道以及腹部内脏器官。

7 半莲花锁腿式
Ardha Padma Pavanmuktasana / Half-Lotus Wind-releasing Pose

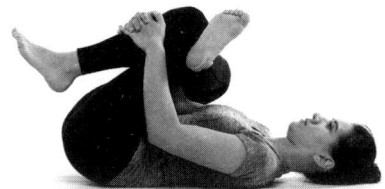

图 1.111　半莲花锁腿式

进入体式
❶ 仰卧，曲双膝，抬右脚外踝放左膝；
❷ 吸气，抬起左膝，双手扶住；
❸ 呼气，双手拉左膝靠向胸腔。

保持要点
❶ 腹部放松，呼吸均匀；
❷ 右脚脚尖回勾；
❸ 脊柱延展。

出离体式
❶ 呼气，松手落下；
❷ 放下右脚，回到仰卧。

益　　处
❶ 柔软髋关节；
❷ 柔软膝关节。

8 单腿锁腿式腿部绕环变体 1
Ardha-Pavanmuktasana Kriya / Half Wind-releasing Pose Rotation Var.1

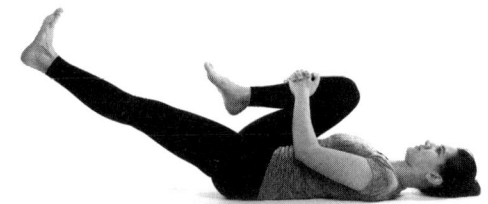

图 1.112　单腿锁腿式腿部绕环变体（1）

进入体式

❶ 仰卧并腿；
❷ 吸气，曲右膝，双手十指交叉环抱小腿；
❸ 呼气，拉小腿向胸腔的方向，吸气，左腿抬起至 90°；
❹ 呼气，左腿倒向左侧，顺时针绕环。

保持要点

❶ 双手拉右腿的力量稳定身体；
❷ 左腿要伸直；
❸ 脚跟蹬展。

出离体式

❶ 左腿回正，呼气放落；
❷ 解开双手，右腿落地；
❸ 双腿并拢，回到仰卧山式。

益　处

❶ 柔软髋关节；
❷ 增强盆腔区域血液供给。

9 单腿锁腿式腿部绕环变体 2
Ardha-Pavanmuktasana Kriya 2 / Half Wind-releasing Pose Rotation Var.2

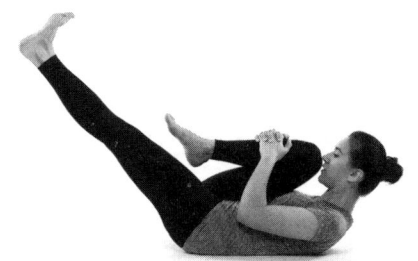

图 1.113　单腿锁腿式腿部绕环变体（2）

进入体式
❶ 仰卧山式，弯曲右膝靠近胸部，双手十指交叉环抱小腿；
❷ 吸气，头部抬离地面，并将左腿伸直抬起；
❸ 保持姿势，将左腿顺时针转动 5 圈，逆时针转动 5 圈。

保持要点
❶ 曲膝腿摆正；
❷ 伸直腿保持内旋远蹬；
❸ 双肩保持舒展，不要耸肩。

出离体式
❶ 呼气，上身回落，落下左腿；
❷ 吸气，松开双手，伸直右腿，回到仰卧山式。

益　　处
❶ 强化核心力量；
❷ 灵活髋关节。

10 单腿上举腿式变体 1
Ekapada Uttanpadasasana / One Leg Raising Pose Var.1

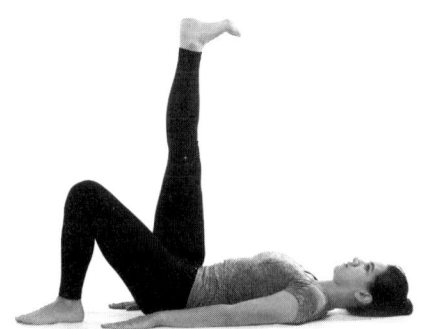

图 1.114　单腿上举腿式变体 1

进入体式
❶ 仰卧山式；
❷ 吸气，曲双膝，两脚落地，分开与骨盆同宽；
❸ 吸气，抬起右腿，蹬直到 90°；呼气，直腿下落至接近地面；
❹ 按呼吸做动态练习。

保持要点
❶ 落地脚微内扣，脚内缘踩实地面；
❷ 上抬腿蹬直，内旋；
❸ 手臂自然放于身体两侧，头摆正下巴回收。

出离体式
❶ 呼气，右腿曲膝落地；
❷ 双腿伸直落地。

益　处
强健腿部肌群。

11 单腿上举腿式变体 2
Ekapada Uttanpadasasana / One Leg Raising Pose Var.2

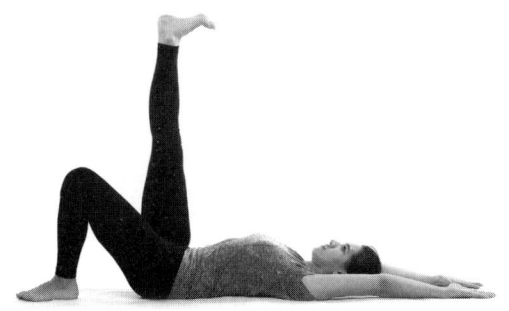

图 1.115　单腿上举腿式变体 2

进入体式
❶ 仰卧山式；
❷ 吸气，双臂上举过头，呼气，手臂落地；
❸ 吸气，曲双膝，呼气，脚落地，分开与骨盆同宽；
❹ 吸气，抬起右腿进入 90°、60°、30° 保持。

保持要点
❶ 落地脚内扣，内缘踩实地面；
❷ 伸直腿用力蹬直；
❸ 腹部肌群收缩使腰部下沉；
❹ 头摆正下巴回收；
❺ 双臂贴地伸展。

出离体式
❶ 呼气，直腿落回地面；
❷ 双腿伸直；
❸ 手臂带回体侧。

益　　处
强健腹部肌群。

12 单腿上举腿式变体 3
Ekapada Uttanpadasasana / One Leg Raising Pose Var. 3

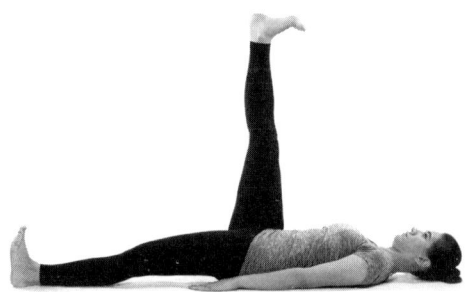

图 1.116　单腿上举腿式变体 3

进入体式
❶ 仰卧并腿，双手在臀部两侧，掌心朝下；
❷ 吸气，右腿抬起 90°。

保持要点
❶ 左腿蹬直；
❷ 拉长脊柱；
❸ 右腿收紧；
❹ 双肩打开；
❺ 胸腔舒展；
❻ 下颌内收。

出离体式
呼气，放落右腿。

益　处
❶ 强化腹部肌肉；
❷ 灵活髋关节。

13 单腿上举腿式变体 4
Ekapada Uttanpadasasana / One Leg Raising Pose Var.4

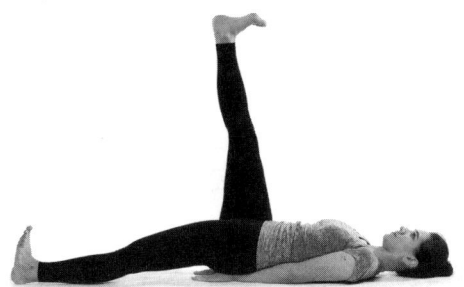

图 1.117　单腿上举腿式变体 4

进入体式

❶ 仰卧并腿，双手垫臀下，掌心朝下；
❷ 吸气，右腿上抬至 90°。

保持要点

❶ 右腿大腿肌肉用力远推；
❷ 拉长腰椎；
❸ 双臂在垫臀下的同时要向远伸展；
❹ 拉长颈椎。

出离体式

❶ 呼气，落腿向下；
❷ 抽出两手，回到仰卧山式。

益　处

❶ 强化腹部肌肉；
❷ 延展脊柱；
❸ 释放腰部压力；
❹ 缓解背部肌肉的紧张。

14 单腿上举腿式变体 5
Ekapada Uttanpadasasana / One Leg Raising Pose Var.5

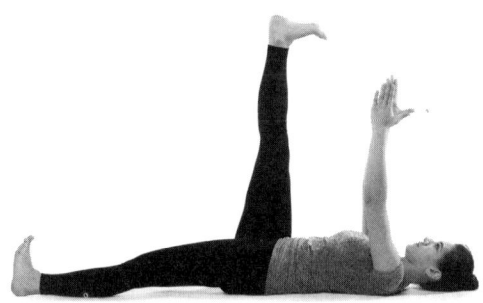

图 1.118　单腿上举腿式变体 5

进入体式
❶ 仰卧并腿，双臂上举，与地面垂直，掌心相对；
❷ 吸气，右腿慢慢抬起至 90°。

保持要点
❶ 双臂伸直；
❷ 双肩下沉，肩膀要压实地板。

出离体式
呼气，放落右腿和双臂，回到仰卧山式。

益　处
调整肩颈区域，避免了在单腿仰卧上举腿式中的耸肩现象。

15 上举腿式变体 1
Uttanpadasasana / Leg Raising Pose Var.1

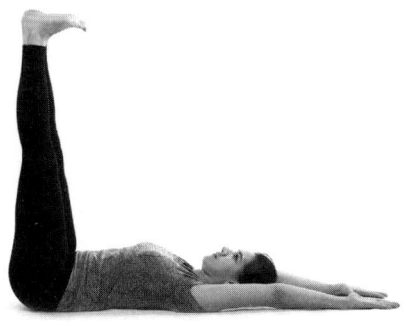

图 1.119　上举腿式变体 1

进入体式
❶ 仰卧并腿，双臂举过头顶；
❷ 吸气，双腿上举至 90°。

保持要点
❶ 双腿蹬直，脚掌打开；
❷ 坐骨下沉；
❸ 腰椎拉长；
❹ 展开脖颈区域；
❺ 伸直手臂。

出离体式
双腿手臂收回，回到仰卧山式。

益　处
❶ 强化腹肌力量；
❷ 柔软腹股沟，柔软髋关节。

16 上举腿式变体 2
Uttanpadasasana / Leg Raising Pose Var.2

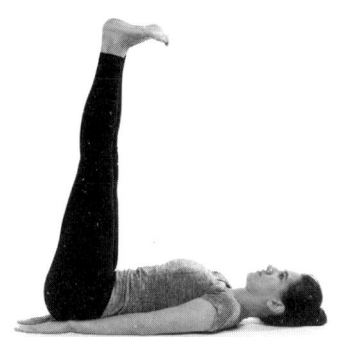

图 1.120　上举腿式变体 2

进入体式
❶ 仰卧并腿，双手平展垫在臀下，掌心贴地；
❷ 吸气，双腿同时上抬 90°。

保持要点
❶ 双腿用力蹬直；
❷ 两腿内旋；
❸ 双肩外展；
❹ 拉长脖颈后侧。

出离体式
呼气，双腿蹬直慢慢放下。

益　处
这个变体是专门针对到腰椎不舒服的人的，双手将臀部垫高之后，在保持体式的过程中，就会有效地缓解腰部不适。

17 上举腿式变体 3
Uttanpadasasana / Leg Raising Pose Var.3

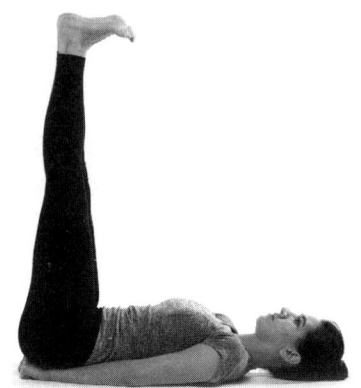

图 1.121　上举腿式变体 3

进入体式

❶ 仰卧并腿，双拳放臀下；
❷ 吸气，双腿直腿上抬 90°。

保持要点

❶ 双腿蹬直；
❷ 双肩外展；
❸ 下颌内收；
❹ 注意不要屏息。

出离体式

呼气，双腿直腿落下。

益　处

双拳垫在臀下，会增加腰椎区域的放松，有效减缓压力。

18 上举腿式变体 4
Uttanpadasasana / Leg Raising Pose Var.4

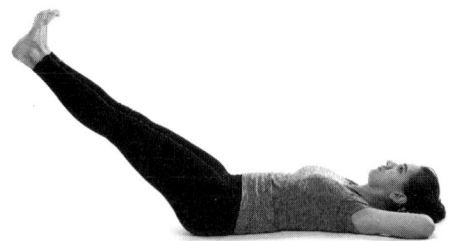

图 1.122　上举腿式变体 4

进入体式
❶ 仰卧山式，两腿并拢，双手交叉垫于头后；
❷ 随吸气，双腿直腿上举，在 30° 保持。

保持要点
❶ 双腿并拢夹紧；
❷ 双脚内侧远蹬；
❸ 腹部收紧下压，腰背部贴地；
❹ 双手抱于头后，下颌微收，使颈部后侧伸展；
❺ 两肩两臂放松贴地。

出离体式
❶ 随呼气，双腿缓慢放回地面；
❷ 吸气，打开上臂，呼气，将双臂放于身体两侧，回到仰卧山式。

益　　处
强化下腹部肌肉力量。

19 自行车式
Pada Sanchalanasana / Cycling Pose

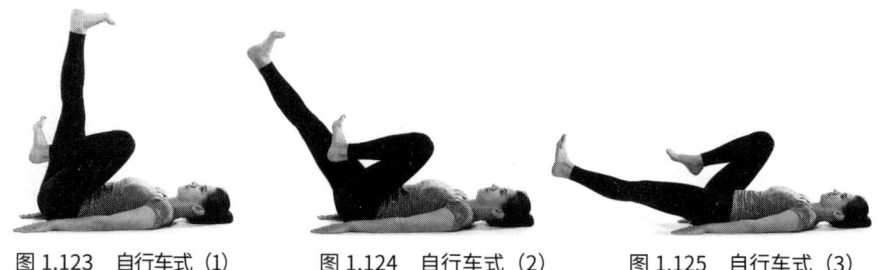

图 1.123　自行车式（1）　　图 1.124　自行车式（2）　　图 1.125　自行车式（3）

进入体式

❶ 仰卧山式；
❷ 吸气，上抬双腿至 90°；
❸ 呼气，右腿直腿下落至接近地面；
❹ 吸气，右腿曲膝带回朝 90° 蹬直，同时左腿下落至接近地面；
❺ 左腿曲膝带回朝 90° 蹬直；
❻ 两腿交替，做蹬自行车的练习。

保持要点

❶ 双脚回勾，内缘远蹬；
❷ 双腿从 90° 下落至接近地面的过程中，始终蹬直腿；
❸ 手臂放于体侧，掌心下压地面；
❹ 双肩压地面；
❺ 头部摆正，下巴回收。

出离体式

❶ 两腿依次带回 90°；
❷ 呼气，双腿回落地面。

益　处

❶ 强健腹部肌群；
❷ 强健双腿肌肉。

20 分腿上举腿式变体 1
Prasarita Uttanpadasasana / Separate Leg Raising Pose Var.1

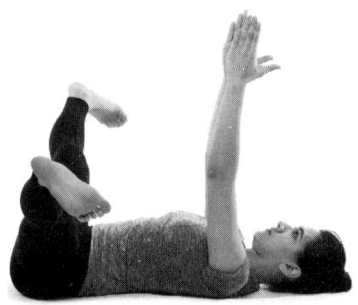

图 1.126　分腿上举腿式变体 1

进入体式
❶ 仰卧山式,吸气双臂上举,掌心相对;
❷ 吸气双腿并拢上举到 90°;
❸ 呼气双腿向两侧打开。

保持要点
❶ 双脚内侧有力远蹬,大腿外旋;
❷ 腹部收紧避免塌腰。

出离体式
❶ 吸气,并拢双腿回 90°;
❷ 呼气,双腿落回地面,双臂带回体侧。

益　处
❶ 伸展大腿内侧肌群;
❷ 锻炼腹部核心力量。

21 分腿上举腿式变体 2
Prasarita Uttanpadasasana / Separate Leg Raising Pose Var.2

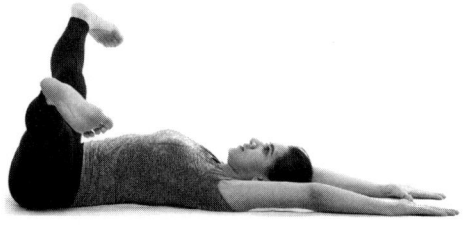

图 1.127 分腿上举腿式变体 2

进入体式
❶ 仰卧山式，吸气双臂伸展过头顶，手背着地；
❷ 吸气双腿并拢上举至 90°；
❸ 呼气双腿向两侧打开。

保持要点
❶ 双脚内侧有力远蹬，大腿外旋；
❷ 腹部收紧，避免塌腰。

出离体式
❶ 吸气，并拢双腿回 90°；
❷ 呼气，双腿落后落面，双臂带回体侧。

益　　处
❶ 伸展大腿内侧肌群；
❷ 锻炼腹部核心力量。

22 双腿旋转式
Chakra Padasana / Rotation of Legs

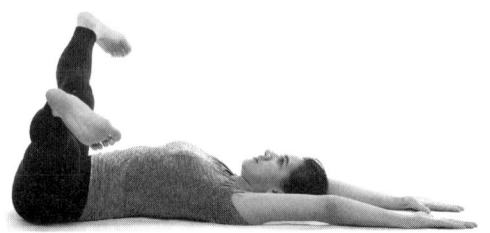

图 1.128　双腿旋转式

进入体式
❶ 仰卧山式，吸气双臂伸展过头顶，手背着地；
❷ 吸气，双腿并拢上举到 90°；
❸ 呼气，双腿由两侧打开向下落；
❹ 旋转双腿 3~5 次。

保持要点
❶ 双脚内侧有力远蹬，大腿外旋；
❷ 腹部收紧避免塌腰。

出离体式
❶ 完成最后一圈旋转后，双腿回 90°；
❷ 呼气，双腿落回地面，双臂落回体侧。

益　处
❶ 伸展大腿内侧肌群；
❷ 锻炼腹部核心力量。

23 半船式变体 1
Ardha Navasana / Half Boat Pose Var. 1

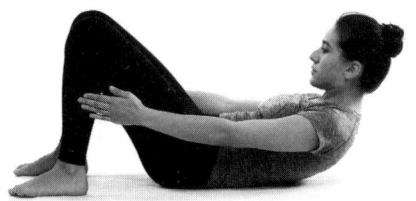

图 1.129　半船式变体 1

进入体式

❶ 仰卧，曲膝双脚踩地，双膝双脚均分开与肩同宽；
❷ 吸气，头颈上身同时抬起，双臂向大腿方向伸展，掌心向对。

保持要点

❶ 注意呼吸均匀；
❷ 双脚用力踩地；
❸ 腹部收紧；
❹ 下颌内收。

出离体式

呼气，落回身体。

益　处

❶ 强化腹部力量；
❷ 增加消化火力。

24 半船式变体 2
Ardha Navasana / Half Boat Pose Var. 2

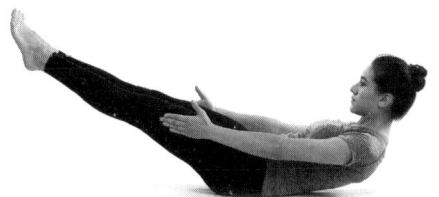

图 1.130　半船式变体 2

进入体式
❶ 仰卧并腿；
❷ 吸气，双腿抬起，头部带领胸腔抬起；
❸ 双臂上抬向前伸展，掌心相对。

保持要点
❶ 腹部收紧；
❷ 双腿脚尖回勾，脚球远推。

出离体式
呼气，放落双臂双腿，回到仰卧。

益　　处
强化腹部力量，强壮腹部肌肉。

25 鳄鱼扭转一式
Parivrtta Makarasana 1 / Crocodile Twist Pose No.1

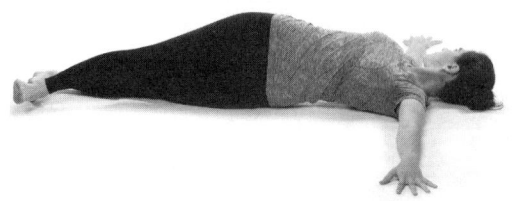

图 1.131　鳄鱼扭转一式

进入体式

❶ 仰卧山式；
❷ 吸气，双臂侧平展到与肩同高；
❸ 再次吸气，抬起右脚，将右脚跟放于左脚大脚趾、二脚趾之间；
❹ 呼气，双腿带着骨盆扭转向左侧，同时扭转头部转向右侧。

保持要点

❶ 下方脚跟压住地面，在中轴线上保持；
❷ 双脚内侧同时远蹬，带动双腿内侧拉伸；
❸ 右髋带动骨盆转向左侧；
❹ 左肩用力下沉，双臂向远端伸展；
❺ 头在原地转向右侧。

出离体式

❶ 吸气，头和双腿同时转回正中；
❷ 呼气，右脚跟落回，手臂带回体侧。

益　处

❶ 通过扭转，放松脊柱周围肌肉，释放脊柱压力；
❷ 灵活脊柱。

26 鳄鱼扭转二式
Parivrtta Makarasana 2 / Crocodile Twist Pose No.2

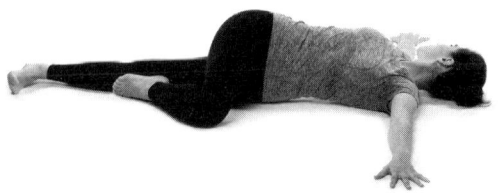

图1.132　鳄鱼扭转二式

进入体式

❶ 仰卧山式；
❷ 吸气，双臂侧平展，与肩同高；
❸ 将右脚放于左膝上；
❹ 呼气，右膝带动骨盆扭转向左侧；
❺ 同时，头部转向右侧。

保持要点

❶ 下方脚跟压住地面，在中轴线上保持；
❷ 右腿带动着骨盆转向左侧；
❸ 左肩用力下沉，双臂向远端伸展；
❹ 头在原地转向右侧。

出离体式

❶ 吸气，头和双腿同时转回正中；
❷ 呼气，右腿伸直落回；
❸ 手臂带回体侧。

益　处

❶ 拉伸脊柱空间；
❷ 缓解腰背部不适。

27 鳄鱼扭转三式
Parivrtta Makarasana 3 / Crocodile Twist Pose No.3

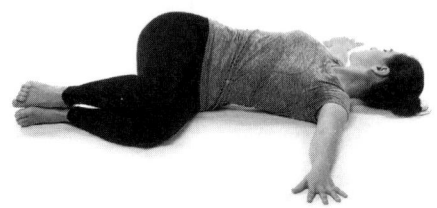

图 1.133　鳄鱼扭转三式

进入体式
❶ 仰卧并腿，双臂侧平展，掌心向下。曲双膝，脚踩地板；
❷ 呼气，双腿倒向左侧，同时，头转右侧；
❸ 保持 5 个呼吸后，吸气，双腿和头部同时归正；
❹ 呼气，双腿倒向右侧，同时，头转左侧。

保持要点
❶ 双膝并拢；
❷ 肩膀展开压地；
❸ 头部要从根部扭转。

出离体式
❶ 吸气，头和双腿同时转回中正；
❷ 呼气，双腿伸直回落；
❸ 头臂带回体侧。

益　处
❶ 放松下背部；
❷ 柔软颈椎。

28 鳄鱼扭转四式
Parivrtta Makarasana 4 / Crocodile Twist Pose No.4

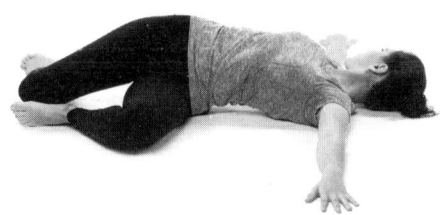

图 1.134　鳄鱼扭转四式

进入体式

❶ 仰卧曲膝，双脚分开比肩略宽；
❷ 脚踩地板，双臂侧平展，掌心朝下；
❸ 呼气，双腿倒向左侧，头部倒向右侧。

保持要点

❶ 呼吸均匀平缓，头部要从颈部根处开始扭转；
❷ 膝盖落在对侧脚足弓的位置。

出离体式

吸气，回正。

益　处

❶ 柔软髋关节；
❷ 放松脊柱、颈椎压力。

29 鳄鱼扭转五式
Parivrtta Makarasana 5 / Crocodile Twist Pose No.5

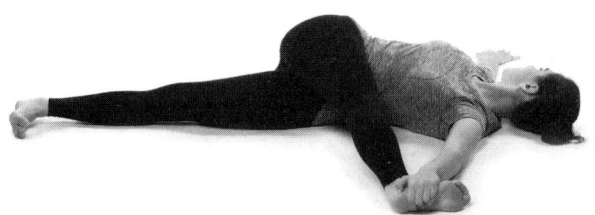

图 1.135　鳄鱼扭转五式

进入体式
❶ 仰卧并腿，双臂侧平展，掌心朝下；
❷ 吸气，右腿抬起；
❸ 左手抓住右脚外侧；
❹ 呼气，右腿倒向左侧；
❺ 转头向右侧，望向远方。

保持要点
❶ 左腿要蹬直，带动脊柱延展；
❷ 右大腿收紧，用左手右脚的拮抗力拉长腰骶区域；
❸ 双肩压地，手臂用力伸展向远方；
❹ 扭转头部要从颈根部开始。

出离体式
❶ 吸气，右脚抬起回正中；
❷ 呼气落下，回到仰卧山式。

益　　处
❶ 放松下背部，缓解这个区域的不适；
❷ 柔软颈椎。

30 鳄鱼扭转六式
Parivrtta Makarasana 6 / Crocodile Twist Pose No.6

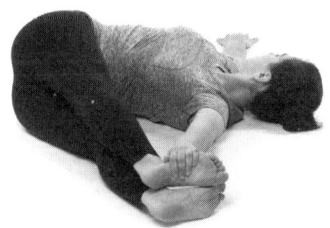

图 1.136　鳄鱼扭转六式

进入体式
❶ 仰卧山式准备，双腿并拢；
❷ 双臂两侧平展，掌心向下；
❸ 将臀部向右移动半个臀部，双腿上举 90°；
❹ 呼气，双腿向左落地，带动骨盆向左转动；
❺ 同时，头向右侧扭转。

保持要点
❶ 脊柱轴线要在一条直线上；
❷ 肩膀不要离开地面。

出离体式
❶ 吸气，双腿带回至 90°；
❷ 呼气，双腿落回地面；
❸ 手臂带回，回到仰卧山式。

益　处
❶ 提高脊柱灵活性；
❷ 按摩腹部内在器官。

31 鳄鱼扭转七式
Parivrtta Makarasana 7/ Crocodile Twist Pose No.7

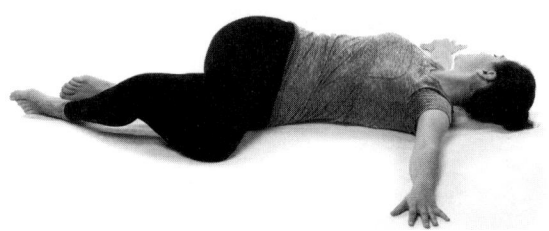

图 1.137 鳄鱼扭转七式

进入体式

仰卧并腿曲膝，脚踩地板，吸气，抬右腿盘绕左小腿，双臂侧平举，与肩膀同高；呼气，双腿倒向左侧，头转右侧。

保持要点

左脚踩地，与脊柱一线，腹部放松，双肩展开，从脖颈根处转头。

出离体式

吸气，双腿回正，解开双腿，收回双腿双臂，回到仰卧山式。

益　　处

❶ 放松腰椎；
❷ 放松颈椎；
❸ 增强消化火力。

32 仰卧手抓大脚趾式变体 1
Supta Padangusthasana / Big Toe Pose Var. 1

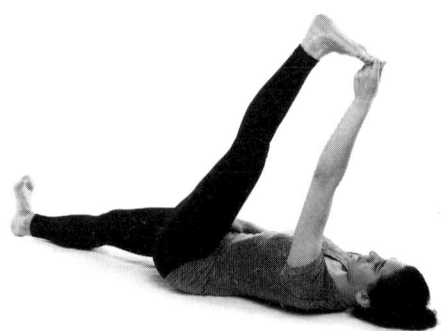

图 1.138　仰卧手抓大脚趾式变体 1

进入体式

❶ 仰卧并腿；
❷ 吸气，左腿上抬，左手前三个手指勾住大脚趾；
❸ 右手压住右髋。

保持要点

❶ 右腿蹬直下压；
❷ 骨盆摆正；
❸ 脊柱及躯干伸展；
❹ 肩膀下压。

出离体式

呼气，松开手指，放落左腿，回到仰卧山式。

益　处

❶ 柔软髋关节；
❷ 帮助大腿后侧伸展。

33 仰卧手抓大脚趾式变体 2
Supta Padangusthasana / Big Toe Pose Var. 2

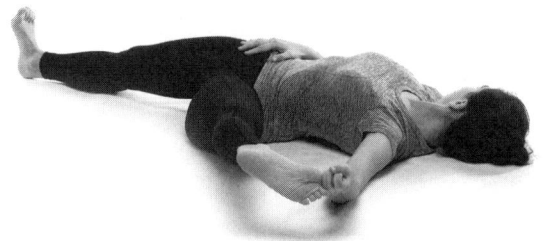

图 1.139　仰卧手抓大脚趾式变体 2

进入体式
❶ 仰卧上举腿式变体准备；
❷ 右手压住右髋；
❸ 呼气，左腿倒向左侧；
❹ 转头，向右看。

保持要点
❶ 双腿蹬直；
❷ 骨盆要摆正。

出离体式
❶ 吸气，收回左腿；
❷ 呼气，放下左腿，回到仰卧山式。

益　处
柔软髋关节，增加髋关节灵活性。

34 桥式变体 1
Setu Bandhasana / Bridge Pose Var. 1

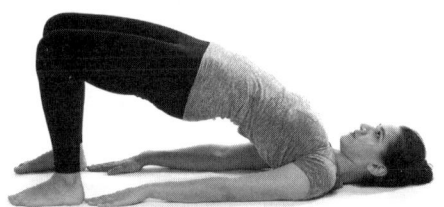

图 1.140 桥式变体 1

进入体式
❶ 仰卧，吸气，曲双膝，脚落地靠近臀部，两脚分开与骨盆同宽；
❷ 再次吸气，用双脚蹬地的力量将骨盆抬高，脊柱一节一节抬离地面。

保持要点
❶ 双脚微微内扣，脚内缘踩实地面；
❷ 双膝平行，不外展，不内扣；
❸ 骨盆带着脊柱，一节节抬高；
❹ 手臂下压地面；
❺ 头摆正，下巴回收。

出离体式
❶ 呼气，脊柱一节一节落地；
❷ 双腿伸直落回。

益　处
❶ 后弯练习，强化整个身体后侧的肌肉力量；
❷ 灵活脊柱；
❸ 打开胸腔；
❹ 调节甲状腺、甲状旁腺。

35 桥式变体 2
Setu Bandhasana / Bridge Pose Var. 2

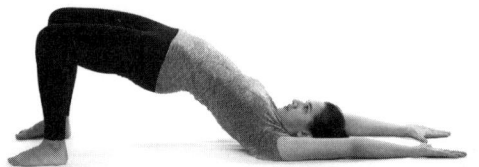

图 1.141　桥式变体 2

进入体式
❶ 仰卧山式，两手放于体侧；
❷ 双臂举过头顶，掌心向上，手背贴地；
❸ 曲双膝，双脚踩地，两脚分开与骨盆同宽，脚尖内扣；
❹ 吸气，用双脚蹬地的力量将骨盆抬高，脊柱一节一节抬离地面。

保持要点
❶ 双脚微微内扣，脚内缘踩实地面；
❷ 双膝平行，不外展不内扣；
❸ 骨盆带着脊柱一节节抬高；
❹ 头摆正，下巴回收；
❺ 手臂伸展，后侧压实地面。

出离体式
❶ 呼气，脊柱一节一节落地；
❷ 双腿伸直落回；
❸ 手臂带回身体两侧。

益　处
❶ 后弯练习，强化整个身体后侧的肌肉力量；
❷ 灵活脊柱；
❸ 打开胸腔；
❹ 调节甲状腺、甲状旁腺。

36 桥式变体 3
Setu Bandhasana / Bridge Pose Var. 3

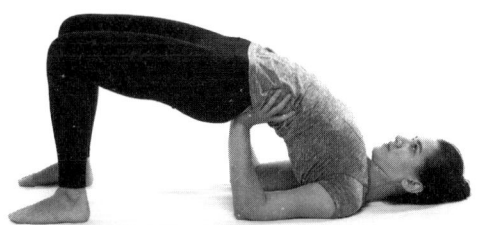

图 1.142　桥式变体 3

进入体式
❶ 仰卧山式，曲膝双脚向臀部靠近，双脚双膝打开与肩同宽；
❷ 吸气，依次抬起臀部腰部和背部；
❸ 双臂外旋，双手托住腰背部；
❹ 保持体式，不断随吸气使胸腔靠向下颌。

保持要点
❶ 双脚内侧用力蹬地；
❷ 小腿垂直地面；
❸ 大腿用力夹紧保持两膝距离不变。

出离体式
❶ 呼气，双手带回身体两侧，身体缓慢带回，使背部、腰部、臀部依次落回地面；
❷ 吸气，伸直双腿回到仰卧山式。

益　　处
❶ 锻炼腰背部肌肉力量；
❷ 打开胸腔；
❸ 刺激甲状腺。

37 桥式变体 4
Setu Bandhasana / Bridge Pose Var. 4

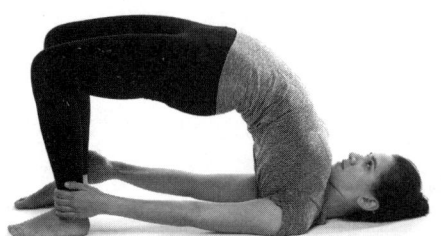

图 1.143　桥式变体 4

进入体式

仰卧曲膝脚踩地，双脚双膝分开与肩膀同宽；吸气，骨盆上推，双手抓脚踝，胸骨贴向下颌。

保持要点

双脚用力下踩，膝盖保持与肩同宽，用双手抓脚踝的力量使胸骨尽可能前推。

出离体式

呼气，松开双手，落下骨盆，回到仰卧。

益　处

❶ 强化腰背力量；
❷ 强化大腿力量；
❸ 打开胸腔。

38 桥式变体 5
Setu Bandhasana / Bridge Pose Var. 5

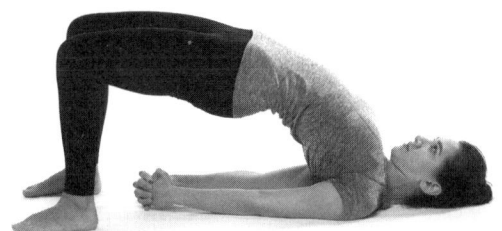

图 1.144　桥式变体 5

进入体式
❶ 仰卧，曲膝脚踩地，双脚双膝打开与骨盆同宽；
❷ 吸气，骨盆抬起，双手体后十指交叉，拉肩膀向脚跟的方向；
❸ 下一次吸气，骨盆继续抬高到极限。

保持要点
❶ 双手双脚努力下压；
❷ 骨盆上提；
❸ 肩膀压地；
❹ 胸骨找下颌；
❺ 头颈放松。

出离体式
呼气，打开双手，放落骨盆，回正。

益　处
❶ 缓解腰部不适；
❷ 强化大腿肌肉力量；
❸ 刺激胸腺和甲状腺。

39 半犁式
Ardha Halasana / Half Plough Pose

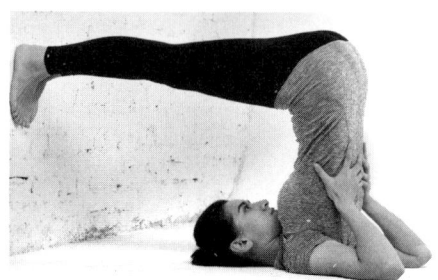

图 1.145　半犁式

进入体式
❶ 仰卧并腿，双手体侧贴地，掌心朝下；
❷ 吸气，双腿上举，双手同时推地，臀部离地，使双脚伸展过头，双腿平行地板。

保持要点
❶ 大腿肌肉收紧伸直并推向腿骨；
❷ 双手用力推地；
❸ 坐骨上提；
❹ 胸腔尽可能伸展。

出离体式
呼气，用双手推地的力量让躯干慢慢落回地板，放下双腿，回到仰卧山式。

益　处
❶ 强化大腿肌肉；
❷ 有益内分泌系统的健康；
❸ 有益于消化系统的健康。

40 犁式变体 1
Halasana / Plough Pose Var.1

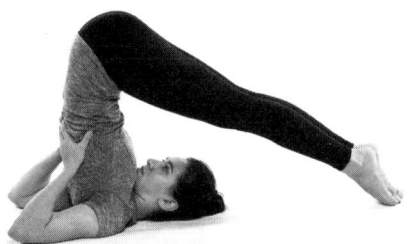

图 1.146　犁式变体 1

进入体式

❶ 仰卧山式准备，双腿并拢，双脚远蹬，双手在体侧贴地，掌心向下；
❷ 吸气双腿上举，同时双手推地使臀部离地；
❸ 双腿伸展过头，双脚在头顶上方落地；
❹ 双手推背，保持背部伸展，两肘夹紧。

保持要点

❶ 大腿用力上推；
❷ 坐骨伸向脚跟；
❸ 脊柱拉伸；
❹ 胸骨抵住下颌。

出离体式

呼气，手扶地板，慢慢落下身体，回到仰卧山式。

益　处

❶ 调节所有内分泌腺体；
❷ 平衡神经系统。

41 犁式变体 2
Halasana / Plough Pose Var.2

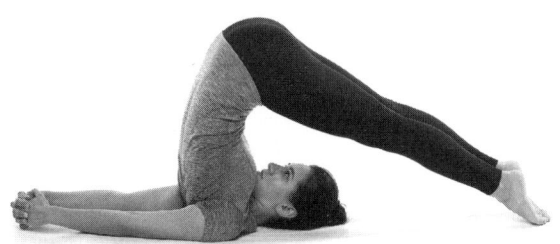

图 1.147　犁式变体 2

进入体式

❶ 仰卧并腿，双手贴体侧，掌心朝下；
❷ 吸气，双腿上举过头，脚尖点地，双手在背后十指交扣，旋肩向后，远离耳朵，再交换双手，旋肩向后，解开手，双手托住上背部。

保持要点

❶ 两肩外展，双臂夹紧；
❷ 两腿用力蹬地；
❸ 坐骨上提，收紧腰部肌肉。

出离体式

❶ 呼气，将手放回地面；
❷ 手臂有力地支撑，双腿蹬直，缓慢带回身体，回到仰卧山式。

益　　处

❶ 伸展后背及身体后侧肌群；
❷ 刺激按摩甲状腺及甲状旁腺；
❸ 有益于咽喉。

42 倒箭式变体 1（颠倒式）
Viparita Karani / Legs Up Wall Pose Var.1

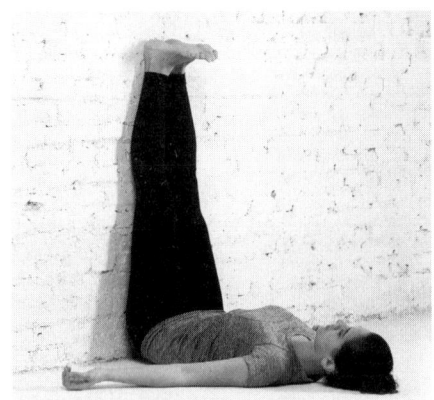

图 1.148　倒箭式变体 1

进入体式
❶ 仰卧在墙边，臀部贴墙，双腿后侧贴墙；
❷ 上臂自然张开，手心朝上。

保持要点
❶ 全身放松，呼吸自然；
❷ 双腿自然伸直。

出离体式
呼气，曲膝倒向右侧，坐立起身。

益　处
❶ 放松全身；
❷ 去除紧张。

43 倒箭式变体 2（颠倒式）
Viparita Karani / Legs Up Wall Pose Var.2

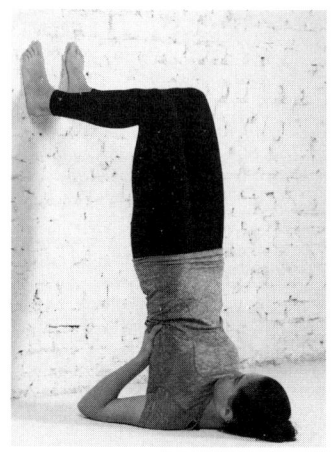

图 1.149　倒箭式变体 2

进入体式
❶ 仰卧墙边，双腿后侧以及臀部贴墙；
❷ 吸气，曲双膝，双脚踩墙，抬起臀部，双手扶住腰骶。

保持要点
❶ 保持双膝微曲，踩在墙面；
❷ 双手托住臀部。

出离体式
呼气，松开双手落下臀部，回到靠墙倒箭式。

益　　处
❶ 放松神经；
❷ 有利于内分泌系统的健康。

44 倒箭式变体 3（颠倒式）
Viparita Karani / Legs Up Wall Pose Var.3

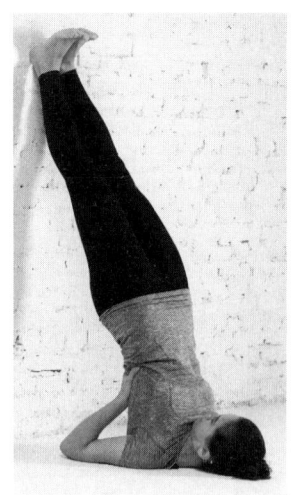

图 1.150　倒箭式变体 3

进入体式

❶ 仰卧墙边，双腿后侧以及臀部贴墙；
❷ 吸气，曲双膝，双脚踩墙，抬起臀部，双手扶住腰骶，双腿伸直。

保持要点

在前一个体式的前提下，蹬直双腿。

出离体式

呼气，放落双腿双臂，回到靠墙倒箭式。

益　处

❶ 放松神经；
❷ 有利于内分泌系统的健康。

45 倒箭式变体 4（颠倒式）
Viparita Karani / Legs Up Wall Pose Var.4

进入体式
❶ 仰卧山式，准备；
❷ 吸气，双腿并拢上举，同时双手推地，使臀部、腰、背离地向上；
❸ 手托腰骶，两腿向上伸直。

保持要点
❶ 两腿并拢向上蹬；
❷ 两肘夹紧。

出离体式
❶ 呼气，曲髋双腿向前落，双手落向地面；
❷ 双手控制身体使双腿缓慢落地，回到仰卧山式。

益　处
❶ 促进血液循环，调理和缓解静脉曲张；
❷ 刺激甲状腺；
❸ 按摩刺激脑垂体，调节内分泌。

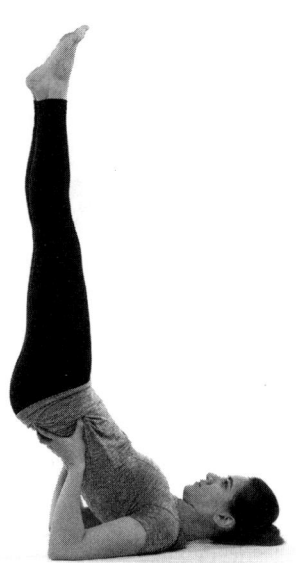

图 1.151　倒箭式变体 4

46 肩倒立变体 1
Sarvangasana / Shoulder Stand Pose

进入体式
❶ 进入犁式，双手推着背部，两肘夹紧；
❷ 吸气，双腿上举，保持身体侧面一线（脚踝、膝盖、髋、肩）。

保持要点
❶ 双肩外展，两肘夹紧；
❷ 双手有力地托住腰背；
❸ 双腿有力向上蹬；
❹ 展髋，臀部夹紧。

出离体式
❶ 呼气，双腿落回地面，回到犁式；
❷ 由犁式带回到仰卧山式。

益　处
❶ 促进血液循环；
❷ 调理和缓解静脉曲张；
❸ 刺激甲状腺；
❹ 按摩刺激脑垂体，调节内分泌。

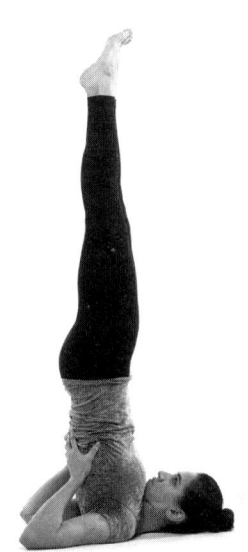

图 1.152　肩倒立变体 1

47 鱼式变体 1
Matsyasana / Fish Pose Var.1

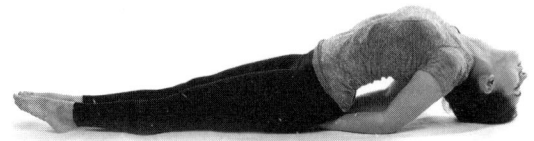

图 1.153　鱼式变体 1

进入体式
❶ 仰卧山式；
❷ 双手放于臀部下方，掌心向下；
❸ 吸气，提起上身，眼睛看向脚趾方向；
❹ 呼气，相互靠拢双肘；
❺ 再次吸气，胸廓向上抬高；
❻ 呼气，向后仰头；
❼ 闭眼保持。

保持要点
❶ 双脚绷脚尖；
❷ 双腿并拢内旋，用力远蹬；
❸ 胸廓上抬；
❹ 脖颈前侧充分拉长（头是否落地不重要，重要的是脖颈前侧的拉伸）。

出离体式
❶ 吸气，抬头看向双脚；
❷ 呼气，放落肩膀、头部；
❸ 抽出双手。

益　处
❶ 打开胸廓；
❷ 收缩身体后侧肌肉；
❸ 拉伸脖颈前侧。

48 鱼式变体 2
Matsyasana / Fish Pose Var.2

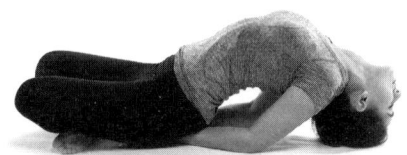

图 1.154　鱼式变体 2

进入体式
❶ 仰卧山式，双腿曲膝，两小腿交叉，双膝外展落地成简易盘，双手放在臀下；
❷ 吸气，两肘顶地，抬起上身，两肘夹紧，两肩外旋挺胸；
❸ 呼气，头后仰，头顶轻触地面。
❹ 闭眼保持。

保持要点
两肘有力撑地，不断提升胸腔向上。

出离体式
❶ 吸气，抬头，睁眼；
❷ 呼气带回，上背部落地。

益　处
❶ 打开胸腔；
❷ 刺激甲状腺和甲状旁腺。

49 仰卧束角式
Supta Baddha Konasana / Reclined Bound Angle Pose

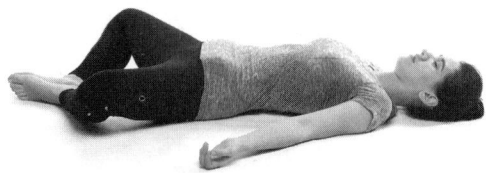

图 1.155　仰卧束角式

进入体式
❶ 仰卧山式；
❷ 吸气，曲双膝，脚落地；
❸ 呼气，双膝向外打开落向地面，脚心相对；
❹ 两臂自然放落体侧，掌心向上。

保持要点
❶ 双膝放松下落；
❷ 手臂与身体大约 30°；
❸ 头部摆正，下巴回收。

出离体式
❶ 吸气，带回双膝；
❷ 呼气，伸直双腿还原。

益　处
❶ 打开骨盆，促进骨盆血液循环；
❷ 灵活髋关节；
❸ 放松身体，缓解疲劳。

第四节　俯卧体式

俯卧体式，对于所有人都是有难度的。因为绝大多数人的背部肌肉都比较薄弱。而俯卧体式练习，可以强健脊柱相关的所有肌肉、肌腱、韧带，让整条脊柱更加灵活柔韧。一旦背部肌肉强健，脊柱相关的肌腱、韧带健康，那么脊柱就会强壮有力，罹患背痛、椎间盘突出、坐骨神经痛的几率就减少了很多。因为此类型的疾病，大都是由于脊柱周围肌肉、肌腱、韧带薄弱造成的。

俯卧体式还可以影响呼吸系统，有助于调节呼吸。伴随着年龄的增长，大多数人的胸骨开始内陷，呼吸变得短而急促，俯卧体式可以通过打开胸腔帮助呼吸维持良好状态。

俯卧体式可以为腹内器官以及心肺创建出更充分的空间。如今，人们由于久坐及不当的坐姿导致腹腔、胸腔受到挤压。腹内对于人体至关重要的器官，不断地被挤压，伸展的空间缩小。一旦空间收缩，血液也会受到影响，供氧受限。而俯卧体式，可以为腹内器官以及心肺营造更宽广的空间，从而减缓衰老，使内脏器官功能有所提升。

1 鳄鱼式放松变体 1
Makrasana / Crocodile Relaxing Pose 1

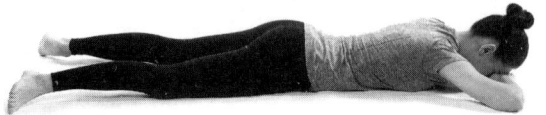

图 1.156　鳄鱼式放松变体 1

进入体式

❶ 俯卧分腿，脚尖朝外；
❷ 双臂曲肘，双手手背重叠；
❸ 额头放于手背上。

保持要点

❶ 双腿分开与骨盆同宽；
❷ 双肩舒展，腋窝打开；
❸ 脖颈后侧舒展。

出离体式

❶ 并拢双腿双脚；
❷ 收回双臂。

益　处

❶ 整个身体放松；
❷ 腰椎放松。

2 鳄鱼式放松变体 2
Makrasana / Crocodile Relaxing Pose 2

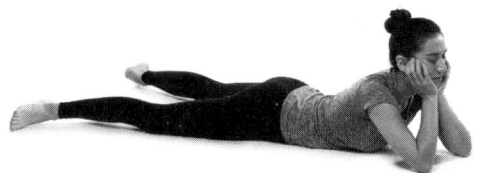

图 1.157　鳄鱼式放松变体 2

进入体式
❶ 俯卧，两脚分开与髋同宽，脚尖向外；
❷ 吸气，曲肘撑地，手托下颌；
❸ 闭眼放松。

保持要点
❶ 呼吸均匀；
❷ 全身放松。

出离体式
呼气，双手交叠，额头落手上。

益　处
❶ 放松神经；
❷ 促进腹式呼吸。

3 鳄鱼式放松变体 3
Makrasana / Crocodile Relaxing Pose 3

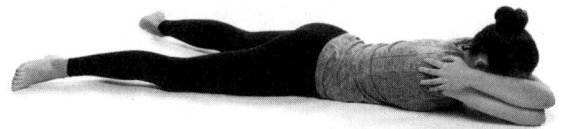

图 1.158　鳄鱼式放松变体 3

进入体式
❶ 俯卧两腿分开，脚尖向外，脚跟向内；
❷ 双手互抱对侧肩，两肘上下相叠；
❸ 额头落在肘窝中，闭眼放松。

保持要点
❶ 两腿分开与肩同宽；
❷ 身体左右对称；
❸ 两手肘向远伸展。

出离体式
吸气抬头，打开双臂，回到俯卧。

益　　处
❶ 开肩；
❷ 打开腋窝。

4 维斯努休息一式
Anantasana / Vishnu's Resting Pose 1

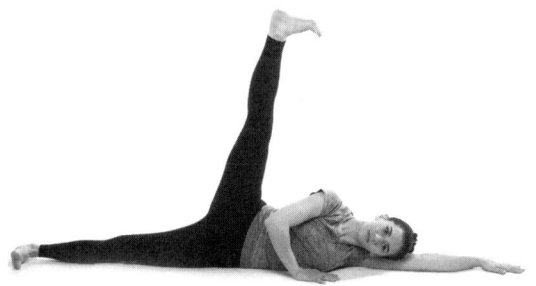

图 1.159　维斯努休息一式

进入体式
❶ 左侧卧，身体拉成一条直线；
❷ 头部枕于左臂，左手掌心压地；
❸ 右手在胸前撑地；
❹ 吸气，上抬右腿并外旋，直至与地面 90°。

保持要点
❶ 左脚跟用力压地，左腿用力远蹬；
❷ 臀部要收紧；
❸ 右腿用力向上蹬出；
❹ 左手掌心用力压地。

出离体式
❶ 呼气，右腿落回；
❷ 身体回俯卧。

益处
灵活髋关节。

5 维斯努休息二式
Anantasana / Vishnu's Resting Pose 2

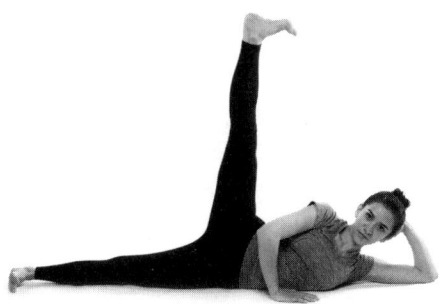

图 1.160　维斯努休息二式

进入体式
❶ 左侧卧，左手托后脑，身体成一线；
❷ 吸气，抬右腿向上，右手扶住胸前地板。

保持要点
左腿伸直，尾骨内收，右腿用力向上伸直。

出离体式
呼气，放落右腿。

益　　处
❶ 强化了平衡感；
❷ 放松神经。

6 维斯努休息三式
Anantasana / Vishnu's Resting Pose 3

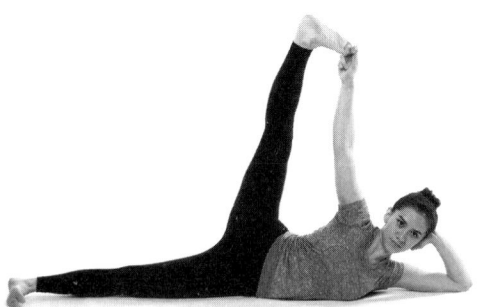

图 1.161　维斯努休息三式

进入体式
❶ 左侧卧，左手托后脑，身体成一线；
❷ 吸气，抬右腿向上，右手前三个手指勾住右脚大脚趾。

保持要点
用手指和脚趾拮抗的力量展开骨盆。

出离体式
呼气，放落右手右腿。

益　处
增强骨盆区域的灵活性。

7 眼镜蛇式变体 1
Bhujangasana / Cobra Pose Var.1

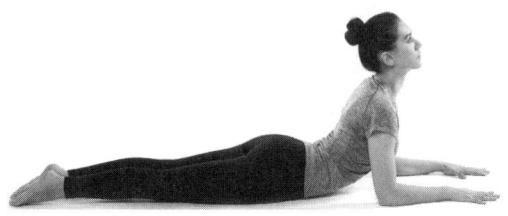

图 1.162　眼镜蛇式变体 1

进入体式
❶ 俯卧，曲肘，小臂放地板，双腿并拢伸直；
❷ 吸气，头部引领身体慢慢抬起；
❸ 眼睛向斜上方望出。

保持要点
❶ 双腿伸直；
❷ 脚尖并拢，脚跟微微分开向两侧；
❸ 脊柱伸长之后再向上抬起；
❹ 双肩后展；
❺ 锁骨要彼此远离。

出离体式
❶ 呼气，慢慢落下身体，最后放下额头；
❷ 回到鳄鱼放松。

益　　处
❶ 强化颈椎；
❷ 减轻颈部不适；
❸ 强健竖脊肌；
❹ 加强脊柱的力量。

8 眼镜蛇式变体 2
Bhujangasana / Cobra Pose Var.2

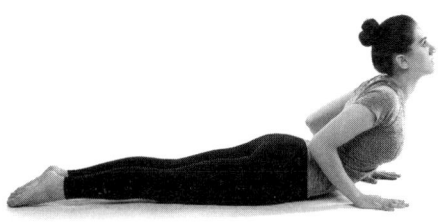

图 1.163　眼镜蛇式变体 2

进入体式
❶ 俯卧地面，双腿双脚并拢；
❷ 曲双肘，放于胸腔两侧；
❸ 吸气，抬头带脊柱上抬。

保持要点
❶ 双脚并拢，双腿双脚用力向后延伸；
❷ 手肘夹紧身体；
❸ 头颈先向前伸展再向上伸展。

出离体式
❶ 呼气，脊柱一节一节落回；
❷ 手臂带回。

益　处
❶ 伸展身体前侧，收缩身体后侧；
❷ 强化腰背部肌肉力量；
❸ 柔软脊柱。

9 眼镜蛇式变体 3
Bhujangasana / Cobra Pose Var.3

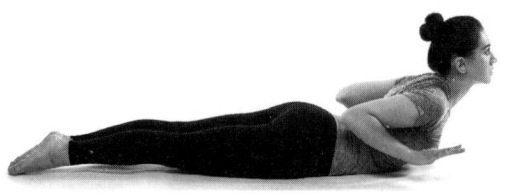

图 1.164　眼镜蛇式变体 3

进入体式
❶ 俯卧曲肘，手放肩膀下方；
❷ 手肘夹紧，双腿并拢蹬直；
❸ 吸气，抬头，躯干跟随头部慢慢抬起；
❹ 双手离开地板，眼睛望向斜上方。

保持要点
❶ 双腿蹬直；
❷ 脊柱延长；
❸ 手肘夹住胸廓。

出离体式
呼气，落下身体，回到鳄鱼放松。

益　处
❶ 强化背部肌肉；
❷ 强化颈椎。

10 眼镜蛇式变体 4
Bhujangasana / Cobra Pose Var.4

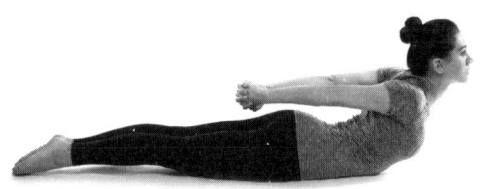

图 1.165　眼镜蛇式变体 4

进入体式
❶ 俯卧，双腿并拢，额头点地；
❷ 双手在背后十指交扣；
❸ 吸气，双臂向脚的方向延展，带起上身，抬头向上看。

保持要点
❶ 下颌伸展；
❷ 双肩后展；
❸ 骨盆前推；
❹ 双腿伸直内旋。

出离体式
❶ 呼气，慢慢落下身体及头部；
❷ 松开两手，回到鳄鱼放松。

益　处
❶ 强健下背部力量；
❷ 拉伸腹部；
❸ 增加消化火力。

11 眼镜蛇式变体 5
Bhujangasana / Cobra Pose Var.5

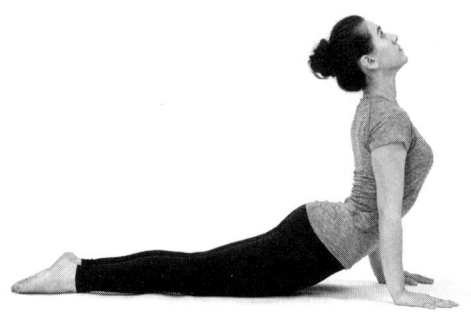

图 1.166　眼镜蛇式变体 5

进入体式
❶ 俯卧，双腿并拢伸直；
❷ 双手放于肩下，贴地，肘尖向后，两肘向后夹紧；
❸ 吸气，伸直手臂，带动头部及上身抬起；
❹ 抬头看向上方。

保持要点
❶ 两腿要有力地夹紧；
❷ 耻骨贴向地面；
❸ 抬头，展肩，挺胸。

出离体式
呼气，曲肘回到俯卧。

益　　处
❶ 强健后背肌群；
❷ 舒展胸腔。

12 眼镜蛇扭转式
Tiryaka Bhujangasana / Cobra Pose Twisting

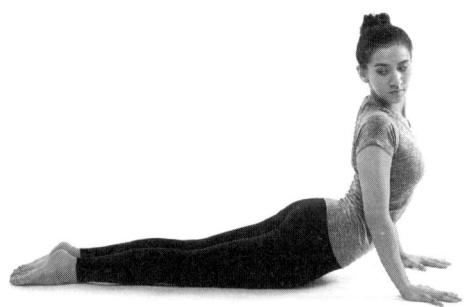

图 1.167　眼镜蛇扭转式

进入体式
❶ 俯卧，曲肘，双腿并拢伸直，双手放在肩下手肘夹紧；
❷ 吸气，抬头带领身体向上至手臂伸直，呼气，扭转头部向右侧，眼望左脚跟，吸气头回正，呼气，扭转头部向左侧，眼望右脚跟。

保持要点
手臂伸直，肩膀平展，扭转头部要从颈根部开始。

出离体式
吸气，头归正，呼气落下身体。

益　处
强化腰椎、颈椎。

13 半蝗虫式变体 1
Ardha Salabhasana / Half Locust Pose Var.1

进入体式
❶ 俯卧,双手握拳,放于身体下方,双腿并拢;
❷ 吸气,抬起左腿,曲右膝,右脚撑于左膝处。

保持要点
❶ 双手用力拉远,让双肩远离双耳;
❷ 双臂用力下压,保持身体稳定;
❸ 左腿从髋关节处开始内旋。

出离体式
❶ 蹬直左腿,让右腿落下;
❷ 落下左腿;
❸ 抽出双手。

益　处
❶ 强健整个身体后侧肌肉;
❷ 强健臀腿后侧肌肉;
❸ 灵活髋关节;
❹ 增加骨盆血液循环;
❺ 强健心肺功能;
❻ 缓解腰背疼痛。

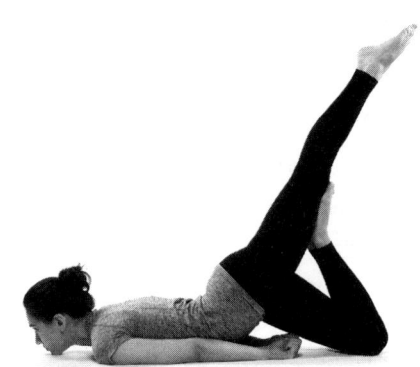

图 1.168　半蝗虫式变体 1

14 半蝗虫式变体 2
Ardha Salabhasana / Half Locust Pose Var.2

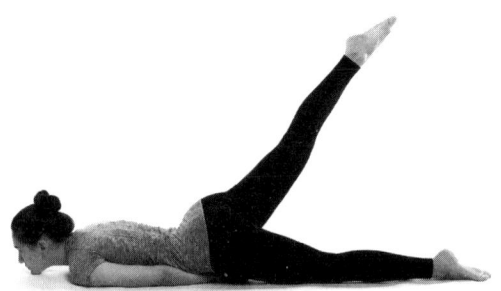

图 1.169　半蝗虫式变体 2

进入体式
❶ 俯卧，下颌落至地板，双手握空拳放在身体下方，手臂伸直；
❷ 吸气，右腿向上抬起。

保持要点
❶ 双臂伸直用力推地；
❷ 骨盆摆正；
❸ 右腿伸直向远向上；
❹ 呼吸均匀流畅，不要屏息。

出离体式
呼气，落下右腿，抽出双手，回到俯卧放松。

益　处
❶ 强化下背部力量；
❷ 强健腰椎。

15 半蝗虫式变体 3
Ardha Salabhasana / Half Locust Pose Var.3

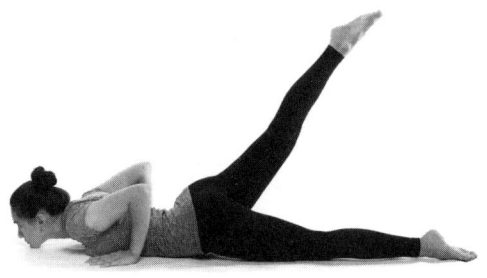

图 1.170　半蝗虫式变体 3

进入体式
❶ 俯卧并腿，下颌落地，双手掌放肩下，肘尖朝上；
❷ 吸气，右腿直腿抬起；
❸ 保持 5 个呼吸，慢慢落下；
❹ 反侧练习。

保持要点
❶ 双腿蹬直；
❷ 骨盆摆正；
❸ 双肩后展；
❹ 脊柱伸长。

出离体式
呼气，落腿，收回双手，回到鳄鱼放松。

益　处
❶ 打开胸腔；
❷ 延长脊柱；
❸ 强化竖脊肌。

16 蝗虫式
Salabhasana / Locust Pose

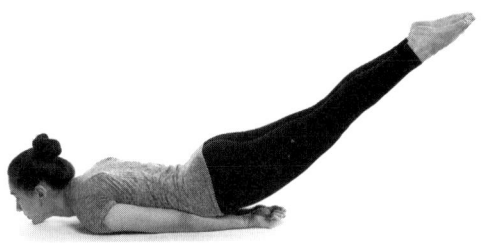

图 1.171　蝗虫式

进入体式

❶ 俯卧并腿，两臂伸直放于身体下，双手半握拳，拳背着地；
❷ 下颌着地；
❸ 吸气，双腿并拢抬升。

保持要点

❶ 双腿并拢、脚趾并拢，双腿向后伸展；
❷ 手臂用力下压，大臂尽力在身体下方靠近。

出离体式

❶ 呼气，双腿回落；
❷ 收回双手回到俯卧。

益　　处

❶ 强化腰背部肌肉力量；
❷ 刺激、按压腹部内脏器官。

17 半反船式变体 1
Ardha Navasana / Half Reverse Boat Pose Var.1

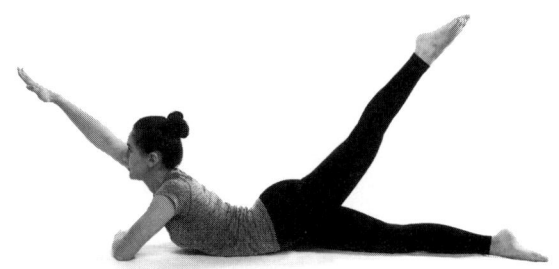

图 1.172　半反船式变体 1

进入体式
❶ 俯卧并腿，微微抬上身，曲左肘，左小臂平行肩膀放在肩下；
❷ 吸气，右臂伸直抬起，同时左大腿直腿抬起，手脚同高；
❸ 眼睛向斜前方望出。

保持要点
❶ 左小臂不要过分用力，身体的上抬是依靠背部肌肉的收紧；
❷ 右手臂向远向上；
❸ 左大腿向远向上；
❹ 骨盆要中正平展。

出离体式
呼气，同时放下手脚，回到鳄鱼放松。

益　处
❶ 强化竖脊肌以及脊柱两侧的肌肉；
❷ 打开髋关节前侧；
❸ 打开肩膀；
❹ 强化颈椎。

18 半反船式变体 2
Ardha Navasana / Half Reverse Boat Pose Var.2

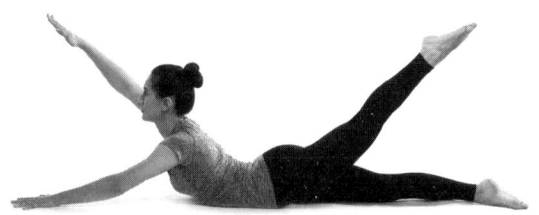

图 1.173　半反船式变体 2

进入体式
❶ 俯卧，双腿并拢，双臂向前伸展，掌心向下；
❷ 吸气，同时抬起右臂和左腿；
❸ 抬头向上看。

保持要点
❶ 根基右腿用力压地；
❷ 左腿内旋着向后向远蹬，抬高；
❸ 右臂上抬带着胸廓上抬，双肩等高。

出离体式
❶ 呼气，落回右臂和左腿；
❷ 双臂带回。

益　　处
❶ 伸展身体前侧，收缩身体后侧；
❷ 强化腰背部肌肉力量；
❸ 柔软脊柱。

19 反船式变体 1
Navasana / Reverse Boat Pose Var.1

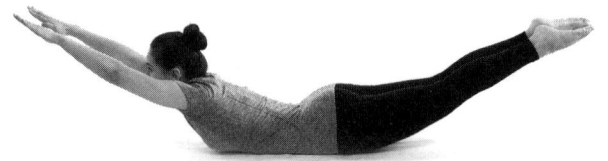

图 1.174　反船式变体 1

进入体式
❶ 俯卧，并腿，双臂向头顶方向伸直；
❷ 吸气，双腿、双臂、头部同时抬起。

保持要点
❶ 双腿、双臂伸直向远；
❷ 腋窝展开；
❸ 抬头向上看。

出离体式
呼气，落下双手双腿，回到鳄鱼放松。

益　处
❶ 强化背部肌肉；
❷ 缓解腰、颈不适。

20 反船式变体 2
Navasana / Reverse Boat Pose Var.2

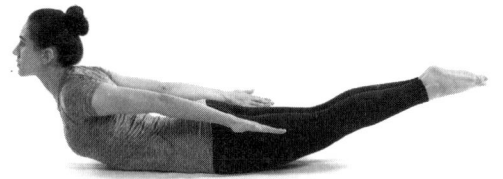

图 1.175　反船式变体 2

进入体式
❶ 俯卧，并腿，双臂在体侧向后伸展，掌心向下；
❷ 保持伸展的同时抬上身，双臂、双腿抬高离地。

保持要点
❶ 双腿并拢夹紧，大腿内旋；
❷ 腿向上向后伸展；
❸ 抬头向前向上延伸。

出离体式
呼气，带回身体。

益　处
❶ 强健腰部力量；
❷ 灵活腰部。

21 单腿弓式
Ekapada Dhanurasana / One Leg Bow Pose

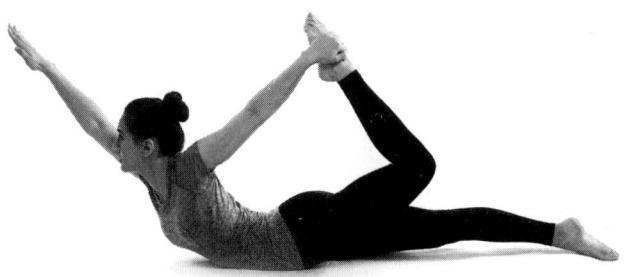

图 1.176　单腿弓式

进入体式
俯卧；并腿，曲左膝，左手抓左脚踝外侧，右臂向前伸直，吸气，提起左腿右臂。

保持要点
大腿收紧向上，右臂伸长向远。

出离体式
呼气，放落左腿右臂，回到鳄鱼放松。

益　处
❶ 强化肩膀灵活性；
❷ 强健背部力量；
❸ 加强脊柱的灵活性。

22 半弓式
Ardha Dhanurasana / Half Bow Pose

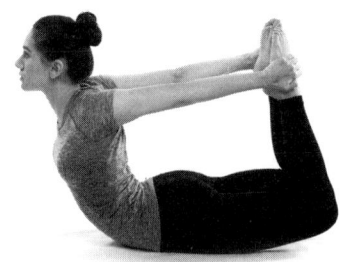

图 1.177　半弓式

进入体式
❶ 俯卧，两手抓握脚踝，两腿并拢大腿贴地；
❷ 借助手脚拮抗之力，使身体离地。

保持要点
❶ 手脚有力地拮抗；
❷ 小腿向后蹬；
❸ 大腿向下压。

出离体式
❶ 呼气，身体回落；
❷ 松开双手回到俯卧。

益　处
增强下背部肌肉力量。

23 弓式
Dhanurasana / Bow Pose

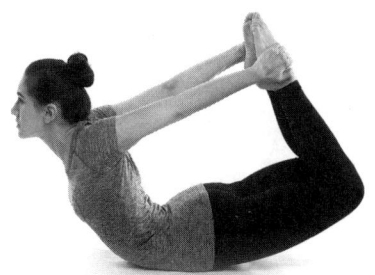

图 1.178　弓式

进入体式

❶ 俯卧，曲膝，双手抓脚踝外侧，双膝微微分开；
❷ 吸气，双腿上抬，头部上身尽量上抬。

保持要点

❶ 双腿用力上推，小腿向远离身体的方向用力，双肩后展；
❷ 呼吸均匀，不要屏息。

出离体式

呼气，落下身体，松开双手，回到鳄鱼放松。

益　　处

❶ 强化束脊肌，有利背部，挤压肾脏，强化肾功能；
❷ 拉伸腹部，增强消化火力。

24　上犬式
Urdhva Mukha Svanasana / Upward Facing Dog Pose

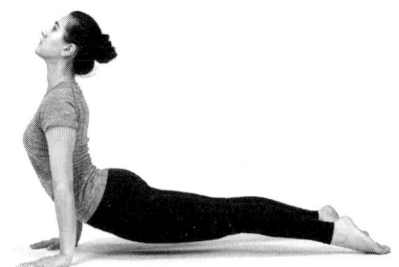

图 1.179　上犬式

进入体式

❶ 俯卧准备；
❷ 吸气，抬头挺胸，骨盆下沉，尾骨内收，把身体拉长；
❸ 双腿伸直，双脚脚背撑地。

保持要点

❶ 脚背用力下压；
❷ 双腿有力向后伸展；
❸ 臀部夹紧，尾骨内收下沉；
❹ 两肩外展，大臂外旋；
❺ 双手支撑，手指大大张开；
❻ 展肩挺胸。

出离体式

呼气，低头压肩，提起臀部，两脚后跟蹬向地面，带回到下犬式。

益　　处

❶ 伸展身体前侧，展开腹股沟，伸展髂腰肌；
❷ 提高腰部的灵活性；
❸ 提高后弯能力。

第五节　坐立体式系列

在瑜伽的练习中，呼吸控制法、冥想等练习内容，都是需要在坐姿当中进行的。为了能以稳定良好的坐姿保证持续的呼吸控制法、冥想的练习，就需要髋关节、膝关节做好准备，这样才能更长时间地稳定坐立。坐立体式，可以帮助髋关节舒展打开，灵活髋关节，让人有能力长时间稳定坐立，从而可以更顺畅地进行呼吸控制法、冥想的练习。

在坐立的身体姿态下，可以进行多种多样体式的练习；但是，前屈和扭转是坐立体式当中非常便于习练的两类体式。前屈体式可以帮助整个身体的后侧伸展拉长，可以调节到髋关节、拉伸腘绳肌，去除这两个部位的僵紧，一旦这两个部位处灵活柔软，就意味着整个身体更加灵活。因为，髋关节几乎是人体中最灵活的关节，一旦髋关节僵紧，整个人全身就是僵硬的。除了调节髋关节、腘绳肌，还能够调节到脊柱相关的肌肉，去除脊柱的压力。坐立当中的扭转体式，可以帮助放松背部肌群，去除疲劳，提升脊柱周围血液循环。无论骨骼组织、椎骨、椎间盘，还是脊柱相关肌肉、肌腱、韧带残留的杂质，都得以有效清除，从而提升脊柱的整体健康。

瑜伽中，坐立体式比任何其他姿态下的体式都更为丰富。如果能够将坐立体式练习得非常纯熟，那么将极大地支持和帮助之后呼吸控制法和冥想等练习的精进。

1 雷电坐（金刚坐）
Vajrasana / Thunderbolt Pose

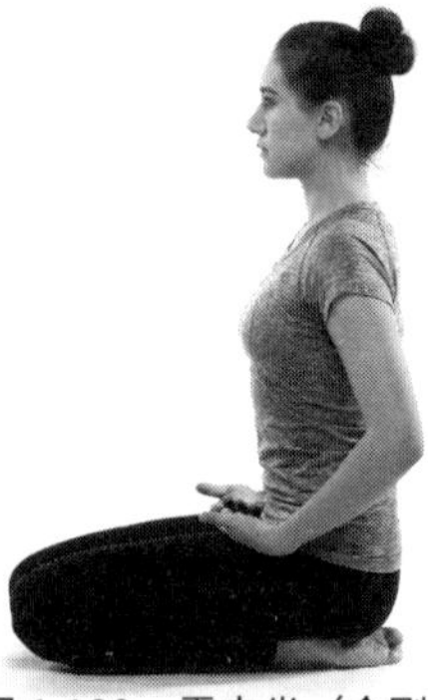

进入体式
❶ 跪坐；
❷ 双腿并拢，臀部放于脚跟上；
❸ 双手掌心向上放于大腿面上。

保持要点
❶ 双腿并拢，臀部放于脚跟上；
❷ 腰背挺直；
❸ 胸腔打开；
❹ 头部摆正。

出离体式
❶ 吸气，抬起臀部；
❷ 呼气，带出跪立。

益　处
❶ 拉伸大腿前侧肌肉；
❷ 伸展膝关节；
❸ 释放双腿疲劳；
❹ 延展脊柱。

图 1.180　雷电坐（金刚坐）

2 婴儿式放松
Balasana / Child's Pose Relaxation

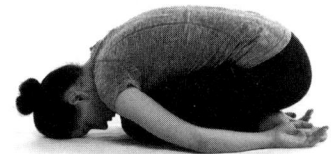

图 1.181　婴儿式放松（1）

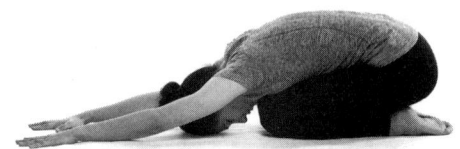

图 1.182　婴儿式放松（2）

进入体式

❶ 俯卧中推起身体，臀部靠向脚跟；
❷ 上身俯向前，额头落地；
❸ 双臂自然放于体侧，掌心向上或手臂伸展向前，掌心向下。

保持要点

❶ 臀部靠向脚跟；
❷ 背部舒展；
❸ 头颈放松。

出离体式

❶ 吸气，抬起上身，脊柱立直；
❷ 臀部坐向脚跟。

益　　处

放松脊柱，伸展身体后侧。

3 鞠躬式（叩首式）
Pranamasana / The Bowing Pose

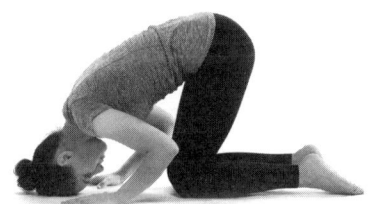

图 1.183　鞠躬式（1）

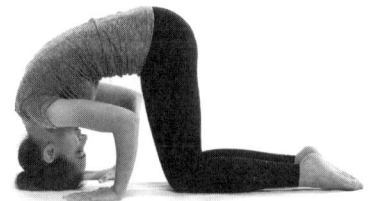

图 1.184　鞠躬式（2）

进入体式
❶ 跪立，双膝分开与骨盆同宽；
❷ 俯身向前，额头落地，双臂自然放于体侧，掌心落地；
❸ 吸气，缓慢抬起臀部，头顶轻撑地面，缓慢前后滚动。

保持要点
❶ 小腿压地；
❷ 手肘夹住身体；
❸ 脖颈后侧伸展。

出离体式
❶ 呼气，臀部落回脚跟；
❷ 吸气，立起上身。

益　处
❶ 拉伸脊柱；
❷ 伸展脖颈后侧；
❸ 按摩头部，增加头部血液循环。

4 坐立山式变体 1
Parvatasana / Mountain Pose Var. 1

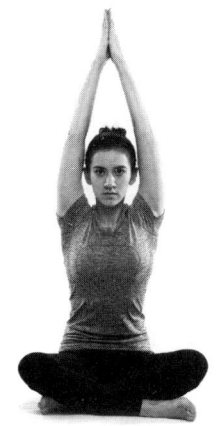

图 1.185　坐立山式变体 1

进入体式
简易盘坐，吸气，双臂经体侧上举，双掌合十。

保持要点
❶ 保持背部直立；
❷ 双臂内侧伸展，大臂内旋。

出离体式
呼气，放落双臂。

益处
❶ 伸展脊柱；
❷ 强化骶骨区域力量；
❸ 放松肩膀；
❹ 强化颈椎。

5 坐立山式变体 2
Parvatasana / Mountain Pose Var. 2

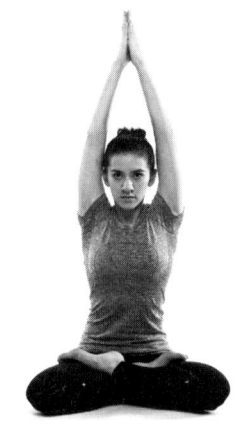

图 1.186 坐立山式变体 2

进入体式
莲花坐姿，吸气双臂经体侧上举，双掌合十。

保持要点
❶ 双腿放松；
❷ 骨盆中正；
❸ 脊柱拉长；
❹ 双臂伸展，大臂内旋贴向双耳，手肘伸直。

出离体式
呼气，放落双臂。

益　处
❶ 强化脚踝、膝盖和髋关节；
❷ 灵活骨盆；
❸ 对肩膀、颈椎区域有很好的放松效果。

6 坐立山式变体 3
Parvatasana / Mountain Pose Var. 3

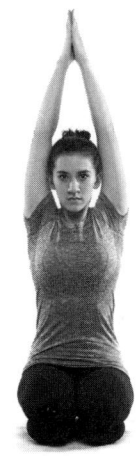

图 1.187 坐立山式变体 3

进入体式
❶ 雷电坐；
❷ 吸气，双臂经体侧向上，合掌。

保持要点
❶ 背部伸展；
❷ 双臂内旋；
❸ 手肘伸直；
❹ 肩膀下沉，让肩膀远离耳朵。

出离体式
呼气，放落双手，回到雷电坐。

益　　处
❶ 柔软肩关节；
❷ 拉长大腿前侧肌肉。

7 坐立山式变体 4
Parvatasana / Mountain Pose Var. 4

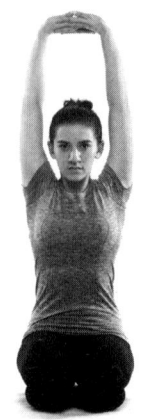

图 1.188　坐立山式变体 4

进入体式
❶ 跪坐，双膝并拢，脊柱立直；
❷ 吸气，手臂经体侧上举；
❸ 呼气，双手十指交扣，翻掌心向上。

保持要点
❶ 双膝并拢；
❷ 脊柱伸展向上；
❸ 双臂内侧拉长。

出离体式
❶ 吸气，解开双手；
❷ 呼气，双臂落回体侧。

益　处
❶ 拉伸大腿前侧，放松大腿肌肉；
❷ 伸展脊柱。

8 扭转坐立山式
Parivritta Parvatasana/Twisting Mountain Pose

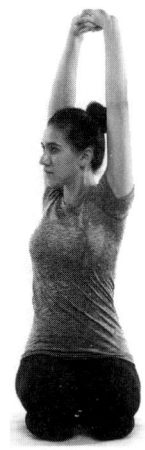

图 1.189　扭转坐立山式

进入体式
❶ 进入坐立山式变体 4；
❷ 呼气，交扣的双手带动脊柱扭转向右侧。

保持要点
❶ 扭转中，腰部两侧要均等拉长；
❷ 扭转中，双大臂始终靠近耳后。

出离体式
❶ 吸气，手臂带着身体转回；
❷ 呼气，解开双手落回。

益　　处
❶ 伸展扭转脊柱，释放背部肌肉的紧张与疲惫；
❷ 轻柔挤压腹部内脏器官。

9 瑜伽身印式变体 1
Yoga Mudraasana / Yoga Sealing Pose

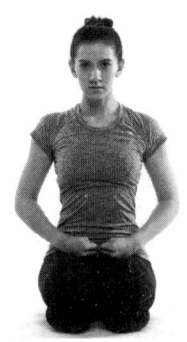

图 1.190　瑜伽身印式变体 1（1）

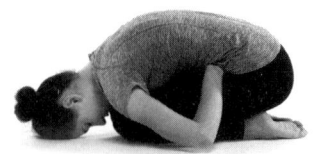

图 1.191　瑜伽身印式变体 1（2）

进入体式
❶ 跪坐，双膝并拢；
❷ 双手握拳，放于两侧腹股沟处；
❸ 吸气，拉长躯干前侧；
❹ 呼气，俯身向前，额头落地，两肘松沉向地面。

保持要点
❶ 臀部靠近脚跟；
❷ 身体舒适保持；
❸ 腹部放松起伏。

出离体式
❶ 吸气，抬头起身；　　❷ 呼气，落回双手。

益　处
❶ 按摩腹部内脏器官；　　❷ 挤压肠道，促进肠道蠕动；
❸ 放松脊柱。

10 雷电坐扣手式
Badhahast Vajrasana / Clasp Hands Thunderbolt Pose

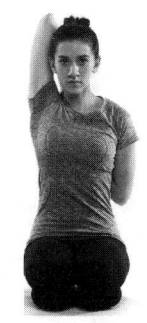

图 1.192　雷电坐扣手式（1）

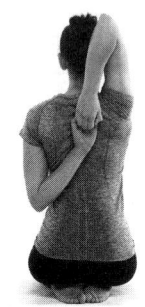

图 1.193　雷电坐扣手式（2）

进入体式
❶ 雷电坐，双臂平展；
❷ 吸气，左臂伸展，呼气，曲肘向下，手背贴肩胛中间；
❸ 吸气，右臂向上，大臂贴紧，呼气，曲肘，双手交扣。

保持要点
❶ 双手拮抗，展开胸腔；
❷ 上侧手臂内旋，肩膀尽可能前推；
❸ 下颌内收；
❹ 脊柱延展。

出离体式
呼气，解开双手，伸展后回到雷电坐。

益　处
❶ 强化脚踝膝盖；
❷ 拉伸大腿前侧；
❸ 柔韧肩关节。

11 牛面式变体 1
Gomukhasana / Cow Face Pose Var.1

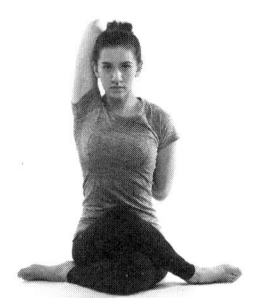
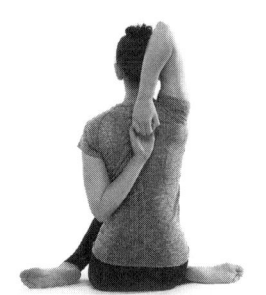

图 1.194　牛面式变体 1（正面）　　　　图 1.195 牛面式变体 1（背面）

进入体式
❶ 坐立棍棒式，曲双膝，右脚放在左臀外侧，将左脚放于右臀外侧；
❷ 两膝上下叠加，臀部坐于两脚中间的地面上，保持背部直立；
❸ 吸气，双臂先伸展向上，再打开两侧平举；
❹ 吸气，拉长左臂，呼气，将左臂内旋后放于背后，靠近两肩胛骨中间；
❺ 吸气，右臂伸展向上，呼气，弯曲手臂，双手在背后十指交扣。

保持要点
❶ 保持腰背挺直；
❷ 两肩外展；
❸ 两手保持抗拉的力量。

出离体式
❶ 吸气，双臂同时打开回到侧平举；
❷ 呼气，带回到身体两侧；
❸ 吸气，双腿伸直，回到棍棒式。

益　处
❶ 拉伸手臂肌肉，改善手臂线条；
❷ 美化背部。

12 牛面式变体 2
Gomukhasana / Cow Face Pose Var.2

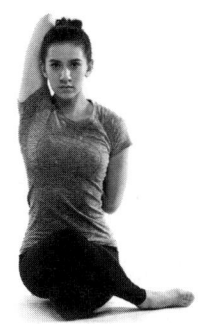
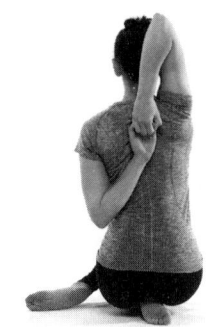

图 1.196　牛面式变体 2（正面）　　　图 1.197　牛面式变体 2（背面）

进入体式
❶ 雷电坐，双臂落地，臀部抬起，右腿向后伸直放在左腿外侧；
❷ 呼气，落臀部坐在左脚踝，吸气，双臂侧平举；
❸ 呼气，手臂伸展，吸气，右臂上举，左臂向下，大臂贴耳，呼气，曲肘，双手背后相扣。

保持要点
伸展腰背，下颌内收。

出离体式
呼气，打开双手，放开双腿，回到雷电坐。

益　处
❶ 柔软肩关节，强化肩颈区域；
❷ 打开胸腔，有利心肺。

13 蛙式
Mandukasana / Frog Pose

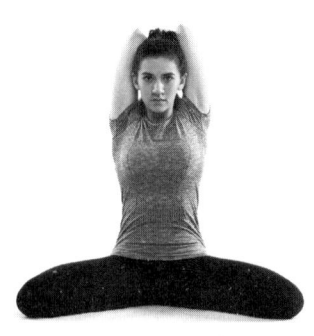

图 1.198　蛙式（正面）

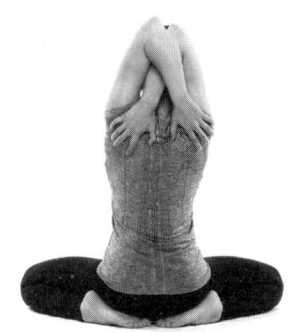

图 1.199　蛙式（背面）

进入体式
❶ 雷电坐姿，双膝分开，脚尖并拢，臀部坐脚跟；
❷ 吸气，双臂经体侧上举过头至与肩同宽，呼气，曲肘，双手分别抓对侧肩胛骨。

保持要点
小臂后展，胸腔打开。

出离体式
吸气，手臂上举，呼气，落下双手，并拢双腿，回到雷电坐。

益　处
❶ 强化肩膀灵活性；
❷ 强化髋关节灵活性。

14 俯卧蛙式
Adho Mukha Mandukasana / Downward Facing Frog Pose

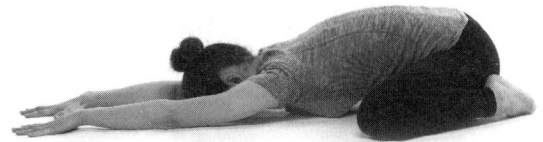

图 1.200　俯卧蛙式

进入体式
❶ 雷电坐，双膝大大分开，脚尖并拢，臀部坐在两脚前地板；
❷ 呼气，俯身向前，额头落地，双臂向前伸直。

保持要点
❶ 臀部尽量压实地面；
❷ 手臂尽可能伸展。

出离体式
吸气，慢慢直立上身。

益　处
❶ 柔软髋关节；
❷ 打开胸腔。

15 猫式呼吸
Marjaryasana / Cat Pose Breathing

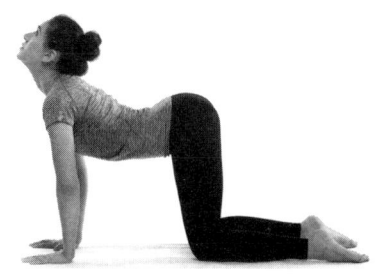
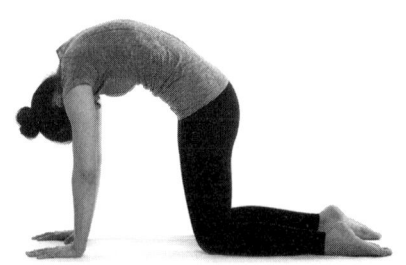

图 1.201 猫式呼吸（1）　　　　　　图 1.202 猫式呼吸（2）

进入体式
❶ 跪立，双膝分开与骨盆同宽，大腿垂直于地面，双手放于双肩正下方；
❷ 吸气，抬头挺胸，臀部上抬；
❸ 呼气，低头拱背，尾骨内收。

保持要点
❶ 双手十指大大张开，压住地面；
❷ 双脚脚踝和小腿前侧用力下压地面；
❸ 脊柱向上、向下伸展时都要保持椎骨的空间打开。

出离体式
❶ 脊柱带回正中；
❷ 双膝并拢；
❸ 臀部坐回脚跟。

益　处
❶ 灵活脊柱，打开椎骨间的空间；
❷ 缓解颈椎腰椎的疲惫与疼痛。

16 猫式伸展
Marjaryasana / Cat Stretching

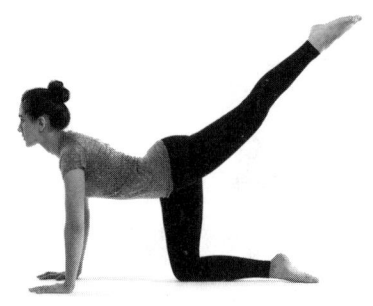

图 1.203　猫式伸展（1）

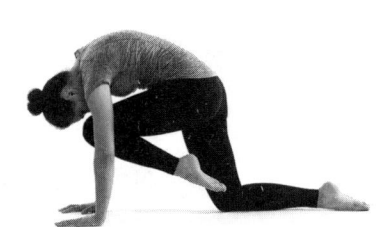

图 1.204　猫式伸展（2）

进入体式
❶ 雷电坐准备；
❷ 手肘抵住膝盖，再向前一个掌心的距离，双掌放在肩膀下方；
❸ 吸气，左腿向后伸展，同时抬头向上展开；呼气，左腿曲膝向前，低头向下，膝盖尽可能地贴向下颌。

保持要点
❶ 大大分开手指，肘眼相对；
❷ 右侧脚背压实地板；
❸ 左腿在伸展、收回的过程中，要配合呼吸。

出离体式
呼气，落下左脚左腿，回到雷电坐。

益　　处
❶ 增加双手双臂的力量；
❷ 加强背部力量；
❸ 加强臀部、大腿力量。

17 猫式平衡
Marjaryasana Santulan / Cat Balancing

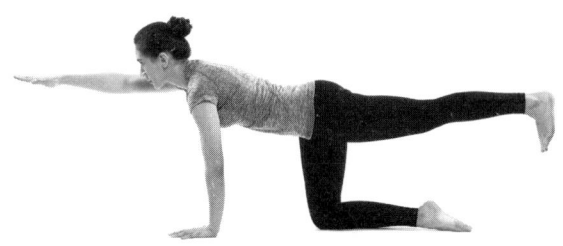

图 1.205　猫式平衡

进入体式

❶ 雷电坐，双腿并拢，手肘抵住膝盖，再向前一掌的距离，双手落于肩部正下方；
❷ 吸气，右手伸直向前；
❸ 下一次吸气时，抬左腿伸直向后。

保持要点

❶ 手脚同高，尽量伸展；
❷ 脊柱伸长；
❸ 支撑侧腿，脚踝脚背用力压地；
❹ 支撑手要大大张开手掌，压实地板。

出离体式

呼气，落下手脚，回到婴儿式。

益　处

❶ 强化平衡感；
❷ 拉长脊柱。

18 棍棒式变体 1
Dandasana / Staff Pose Var.1

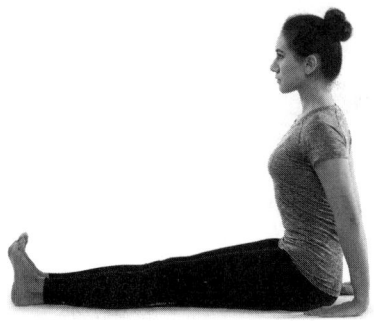

图 1.206　棍棒式变体 1

进入体式

坐立并腿，双手放臀两侧，背部直立。

保持要点

❶ 双腿收紧内旋，脚尖回勾；
❷ 背部肌肉收紧，保持脊柱直立并且柔和地向上伸展；
❸ 双肩下沉。

出离体式

呼气，放松。

益　　处

纠正体态，强化腰背力量及配合，柔软腹股沟。

19 棍棒式变体 2
Dandasana / Staff Pose Var.2

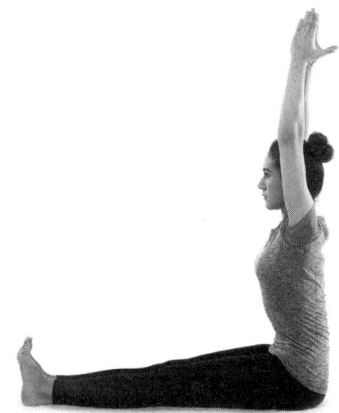

图 1.207　棍棒式变体 2

进入体式
山式坐立，吸气，双臂侧举向上。

保持要点
❶ 大腿收紧，内旋；
❷ 腰椎前推；
❸ 胸腔打开；
❹ 大臂收紧向上伸展。

出离体式
呼气，手落下。

益　处
强化大腿肌肉；柔软腹股沟。

20 单腿船式变体 1
Ekapada Navasana / One Leg Boat Pose Var. 1

进入体式

❶ 坐立曲膝，脚跟对准坐骨；
❷ 双手放于体后支撑，指尖朝前；
❸ 吸气，右腿勾脚蹬直抬高。

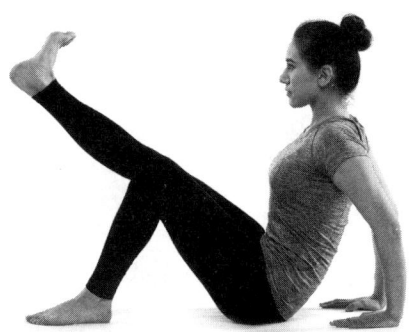

图 1.208　单腿船式变体 1

保持要点

❶ 双手掌心压地；
❷ 双肘尽量靠近；
❸ 落地左脚内侧用力踩实地面，使左膝摆正；
❹ 抬起的右腿勾脚大腿内旋；
❺ 腰背挺直；
❻ 胸腔打开。

出离体式

❶ 呼气，曲右膝右脚落地；
❷ 伸直双腿；
❸ 带回双手。

益　处

❶ 强健腿部肌肉；
❷ 强健核心肌群；
❸ 灵活髋关节。

21 单腿船式变体 2
Ekapada Navasana / One Leg Boat Pose Var. 2

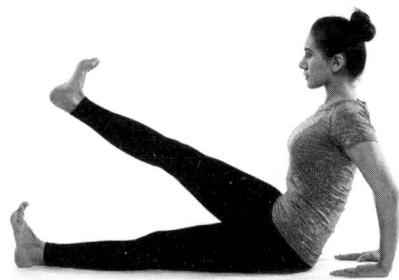

图 1.209　单腿船式变体 2

进入体式

❶ 坐立山式，双手放臀部后侧一掌远的距离，指尖朝前，双肩后展；
❷ 吸气，抬起右腿。

保持要点

❶ 双腿都要收紧用力；
❷ 用双掌推地的力量让脊柱伸直；
❸ 双肩要后展；
❹ 颈部放松。

出离体式

呼气，放下右腿，回到山式坐立。

益　　处

❶ 强化腹部肌肉；
❷ 增加消化火力；
❸ 改善含胸驼背的现象。

22 半船式变体 1
Ardha Navasana / Half Boat Pose Var. 1

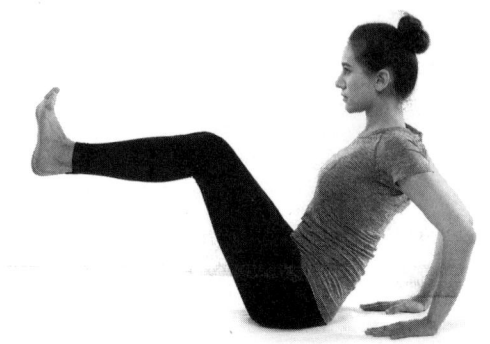

图 1.210　半船式变体 1

进入体式
❶ 坐立山式，双手放于体后支撑，指尖朝前；
❷ 吸气，双腿抬起，小腿与地面平行。

保持要点
❶ 双手掌心压地；
❷ 双肘尽量靠近；
❸ 双脚并拢，脚内缘用力远蹬；
❹ 腰背挺直；
❺ 胸腔打开。

出离体式
❶ 呼气，双脚落回地面，伸直双腿；
❷ 收回双手。

益　处
❶ 强健双腿肌肉；
❷ 强健核心肌肉群。

23 半船式变体 2
Ardha Navasana / Half Boat Pose Var. 2

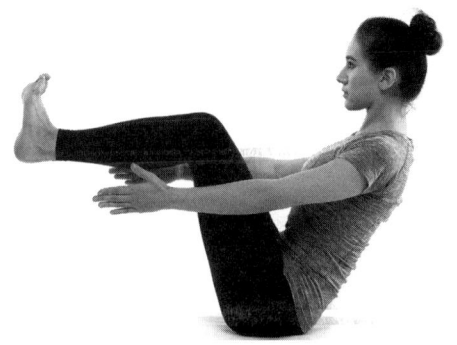

图 1.211　半船式变体 2

进入体式
❶ 坐立曲膝，双手放身后，指尖朝前；
❷ 双肩后展，胸腔上提；
❸ 吸气，小腿上抬至与地板平行，手臂向前伸展，掌心向对。

保持要点
双膝并拢夹紧，骶骨前推，胸腔伸展向上。

出离体式
呼气，放落双臂双腿。

益　　处
强化腹部力量。

24 半船式变体 3
Ardha Navasana / Half Boat Pose Var. 3

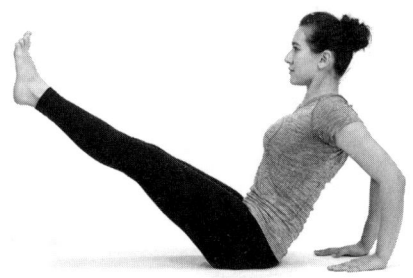

图 1.212　半船式变体 3

进入体式
❶ 坐立山式，双手放于体后支撑；
❷ 吸气，双腿抬高蹬直。

保持要点
❶ 双腿蹬直；
❷ 初学者双脚回勾；
❸ 使双腿内旋。

出离体式
❶ 呼气，双脚落回地面，伸直双腿；
❷ 收回双手。

益　　处
❶ 强健双腿肌肉；
❷ 强健核心肌肉群。

25 船式变体 1
Navasana / Boat Pose Var.1

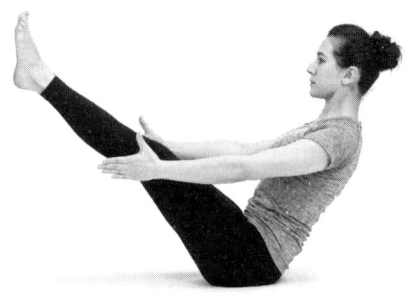

图 1.213　船式变体 1

进入体式
❶ 坐立棍棒式，双腿并拢，双手在身后撑地，指尖向前，展肩、挺胸、夹肘；
❷ 吸气，双腿并拢，直膝向上抬离地面；
❸ 双臂向上向前伸展，掌心相对，大臂外旋。

保持要点
❶ 挺直腰背；
❷ 双腿用力远蹬；
❸ 大臂外旋，展肩挺胸；
❹ 坐骨着地，身体挺拔向上。

出离体式
❶ 呼气，双手落回身体后侧撑地；
❷ 放下双腿，回到坐立棍棒式。

益　处
锻炼腹部肌肉力量。

26 船式变体 2
Navasana / Boat Pose Var.2

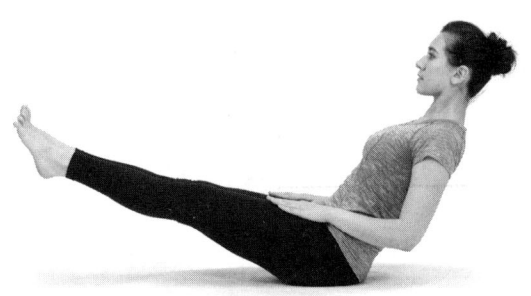

图 1.214　船式变体 2

进入体式
❶ 坐立，双手放于体后支撑；
❷ 吸气，双腿直腿上抬，与地面 30°，双手掌心向下放在大腿面上。

保持要点
❶ 脚尖回勾，脚球向远蹬；
❷ 膝盖夹紧；
❸ 展开胸腔，脊柱延长。

出离体式
呼气，落下手臂双腿，回到坐立。

益　　处
强化腹部肌肉。

27 上脊柱式
Utthita Hasta Merudandasana / Extended Spinal Pose

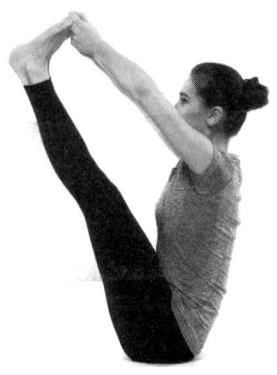

图 1.215　上脊柱式

进入体式
❶ 坐立棍棒式，曲膝，双手勾住大脚趾；
❷ 吸气，双腿伸直上抬。

保持要点
❶ 保持挺胸展肩，两肘外展，双肩下沉；
❷ 手脚有力拮抗，背部挺拔；
❸ 双脚内侧要用力远蹬。

出离体式
❶ 呼气，曲双膝落地；
❷ 双手放在身体两侧；
❸ 两腿蹬直，回到棍棒式。

益　处
❶ 锻炼身体协调和平衡能力；
❷ 伸展脊椎。

28 脊柱式
Merudandasana / Spinal Column Pose Var.2

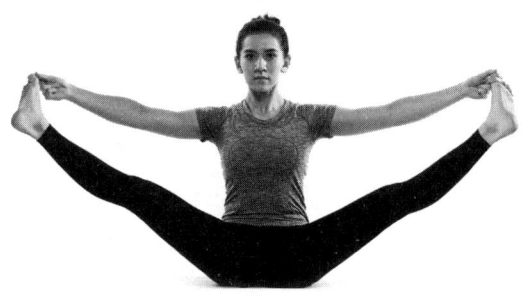

图 1.216　脊柱式

进入体式
❶ 坐立曲膝，双手前三个手指分别勾住同侧大脚趾；
❷ 吸气，双腿向上伸直大大分开。

保持要点
胸腔上提。

出离体式
呼气，收回双手双腿。

益　处
❶ 强化平衡，放松神经；
❷ 有利心肺。

29 半莲花前屈式
Ardho Padamasana / Half Lotus Forward Bend

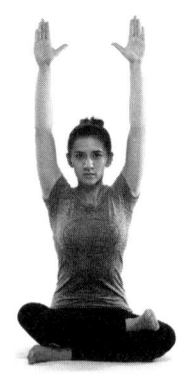

图 1.217　半莲花前屈式（正面）

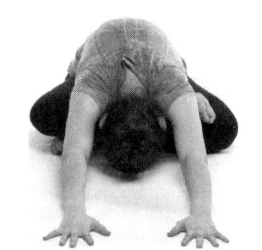

图 1.218　半莲花前屈式（俯身）

进入体式
❶ 坐立，曲双膝；
❷ 小腿上下交叠，右腿上，左腿下，小腿胫骨与肩膀平行；
❸ 吸气，双手向上拉长脊柱；
❹ 呼气，俯身向前，慢慢来到自己的极限，额头触地。

保持要点
❶ 脚尖回勾，才能让膝盖空间打开；
❷ 坐骨坐稳，从腹股沟俯身向前；
❸ 胸腔舒展；
❹ 额头轻轻触地，不要有压力。

出离体式
吸气，起身，双腿向前，回到坐立。

益　　处
柔软髋关节，膝关节和脚踝。

30 束角式变体 1
Baddha Konasana / Bound Angle Pose Var. 1

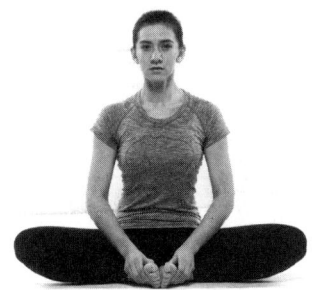

图 1.219　束角式变体 1

进入体式
❶ 棍棒式坐立，曲膝，双脚脚心相对，脚跟靠向会阴，两膝外展落地；
❷ 双手十指交叉握脚；
❸ 吸气，抬头挺胸展肩。

保持要点
❶ 双膝有力地压向地面；
❷ 手脚有力拮抗，肩下沉，脊柱向上伸展；
❸ 展肩挺胸，保持姿势。

出离体式
呼气，松开双手，伸直两腿，回到坐立棍棒式。

益　　处
❶ 打开髋关节；
❷ 强化腰部力量。

31 束角式变体 2
Baddha Konasana / Bound Angle Pose Var. 2

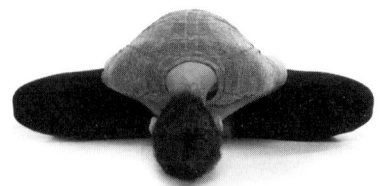

图 1.220　束角式变体 2

进入体式

❶ 棍棒式坐立，曲膝，双脚脚心相对，脚跟靠向会阴，两膝外展落地；
❷ 双手食指交叉握脚；
❸ 吸气，抬头挺胸展肩。
❹ 呼气，直背向前屈，额头触地。

保持要点

❶ 双膝有力地压向地面；
❷ 前屈时，背部要保持伸展。

出离体式

❶ 吸气抬头起身；
❷ 呼气，松开双手，伸直两腿回到坐立棍棒式。

益　　处

打开髋关节。

32 束角式变体 3
Baddha Konasana / Bound Angle Pose Var. 3

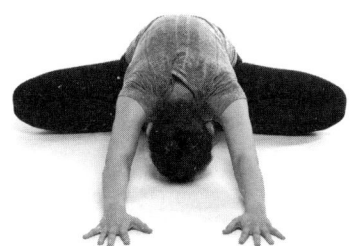

图 1.221　束角式变体 3

进入体式
❶ 棍棒式坐立，曲膝，双脚脚心相对，脚跟靠向会阴，两膝外展落地；
❷ 双手十指交叉握脚；
❸ 吸气，抬头挺胸展肩。

保持要点
❶ 双膝有力地压向地面；
❷ 吸气，双臂伸展向上，大臂靠向耳朵；
❸ 呼气，手臂带动躯干前屈，脊柱伸展；
❹ 额头触地。

出离体式
❶ 吸气，双臂伸展带躯干起身；
❷ 呼气，打开双手，伸直两腿，回到坐立棍棒式。

益　　处
打开髋关节。

33 头到膝式变体 1
Janu Sirsasana / Head-to-Knee Forward Bend Pose Var. 1

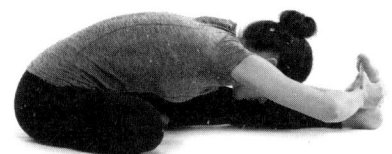

图 1.222　头到膝式变体 1

进入体式
❶ 坐立，双腿伸直，左脚跟对齐坐骨，吸气，曲右膝，右脚放于左大腿内侧；
❷ 吸气，双臂体侧上举；
❸ 呼气，手臂带上身前屈，双手抓住左脚掌；
❹ 吸气，延展脊柱前侧；
❺ 呼气，上身微微扭转向左腿，身体前侧靠近左腿。

保持要点
❶ 左脚跟对齐左侧坐骨，左腿左脚用力压地；
❷ 左腿伸直，拉伸腿后侧；
❸ 肚脐、胸腔正对着左腿去俯身向下；
❹ 双肘抬高。

出离体式
❶ 吸气，手臂带起上身；
❷ 呼气，手臂落下；
❸ 伸直右腿。

益　处
❶ 伸展身体后侧；
❷ 伸展脊柱；
❸ 灵活髋关节。

34 头到膝式变体 2
Janu Sirsasana / Head-to-Knee Forward Bend Pose Var. 2

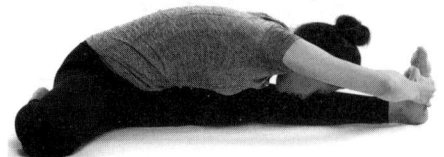

图 1.223　头到膝式变体 2

进入体式

❶ 坐立山式，左脚跟对齐坐骨；
❷ 曲右膝，小腿向后，右脚靠近右臀；
❸ 吸气，双臂体侧上举；
❹ 呼气，手臂带上身前屈，双手抓住左脚掌；
❺ 吸气，延展脊柱前侧；
❻ 呼气，上身微微扭转向左腿，身体前侧靠近左腿。

保持要点

❶ 左脚跟对齐坐骨；
❷ 右膝尽量向后打开；
❸ 右腹股沟远离；
❹ 肚脐、胸腔正对着左腿俯身向下；
❺ 双肘抬高。

出离体式

❶ 吸气，手臂带起上身；
❷ 呼气，手臂落下；
❸ 带回，右腿伸直。

益　处

❶ 伸展身体后侧；
❷ 伸展脊柱，伸展腰背部；
❸ 灵活髋关节；
❹ 伸展大腿前侧。

35 扭转头到膝式变体 1
Parivrtta Janu Sirsasana / Twisted Head-to-Knee Forward Bend Pose Var. 1

进入体式

❶ 坐立，双腿伸直，左脚跟对齐坐骨，吸气，曲右膝，右脚放于左大腿内侧；
❷ 吸气，双臂体侧上举；
❸ 呼气，手臂带上身扭转向右侧；
❹ 左手放于右膝外侧；
❺ 右臂带着上身伸展向左腿的方向。

保持要点

❶ 左脚跟对齐左侧坐骨，左腿左脚用力压地；
❷ 左腿伸直，拉伸腿后侧；
❸ 右脚跟抵住左侧腹股沟；
❹ 上身尽量扭转；
❺ 上方右臂伸展。

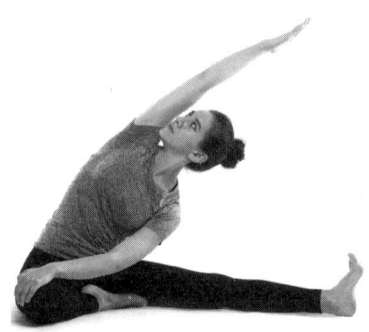

图 1.224　扭转头到膝变体 1

出离体式

❶ 吸气，右臂带起上身，抬起左臂；
❷ 呼气，上身转回，手臂落下。

益　处

❶ 扭转脊柱，拉伸椎骨间的空间；
❷ 按摩腹部内脏器官。

36 扭转头到膝式变体 2
Parivrtta Janu Sirsasana / Twisted Head-to-Knee Forward Bend Pose Var. 2

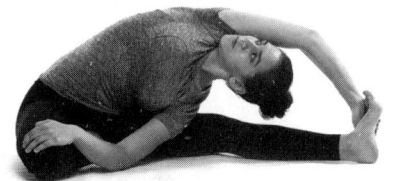

图 1.225 扭转头到膝变体 2

进入体式
❶ 坐立,棍棒式准备;
❷ 曲右膝,脚踩左大腿内侧,左腿蹬直脚尖回勾;
❸ 吸气,双臂经体侧向上伸展,掌心相对;
❹ 呼气,扭转躯干向右侧;
❺ 左手扶住右膝;
❻ 吸气,躯干不断伸展到极限;
❼ 呼气,躯干倒向左侧,右手拉住左脚,后脑贴放小腿。

保持要点
❶ 左腿蹬直;
❷ 左手与右膝拮抗的力量及右手肘的力量帮助躯干扭转向右、向上。

出离体式
❶ 吸气,松开手起身向上;
❷ 呼气,落手、回腿,回到棍棒式。

益　处
❶ 柔软髋关节;
❷ 拉伸侧腰;
❸ 增强消化火力。

37 扭转头到膝式变体 3
Parivrtta Janu Sirsasana / Twisted Head-to-Knee Forward Bend Pose Var. 3

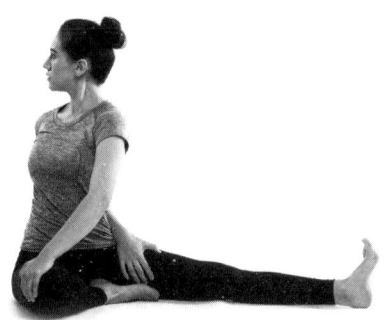

图 1.226　扭转头到膝变体 3

进入体式

❶ 坐立，曲右膝，右脚踩左大腿内侧，脚跟抵住会阴；
❷ 吸气，双臂经体侧上举，掌心相对；
❸ 呼气，身体扭转向右侧，落左手抓住右膝，右手经体后抓住左大腿；
❹ 呼气，扭转头部向右侧。

保持要点

❶ 左脚回勾，大腿收紧；
❷ 坐骨坐实；
❸ 用双手分别与右膝和左大腿的拮抗，扭转身体到极致。

出离体式

吸气，双手上举，呼气，回正，放落手臂。

益　处

❶ 放松背部肌肉；
❷ 强化消化系统。

38 背部伸展式变体 1
Paschimottanasana / Seated Back Stretching Pose Var.1

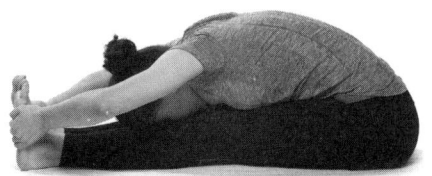

图 1.227　背部伸展变体 1

进入体式
❶ 坐立，双臂上举；
❷ 吸气伸展，呼气直背附身向前；
❸ 双手抓脚，挺胸曲肘，躯干落在双腿上，额头贴腿；
❹ 肘尖朝外打开。

保持要点
❶ 脚掌打开，双腿收紧；
❷ 转骨盆向前；
❸ 脊柱延展；
❹ 颈椎伸长；
❺ 腹部放松，呼吸均匀。

出离体式
吸气，手臂向前，直背起身。

益　处
❶ 放松脊柱；
❷ 强化消化火力；
❸ 柔软髋关节。

39 背部伸展式变体 2
Paschimottanasana / Seated Back Stretching Pose Var.2

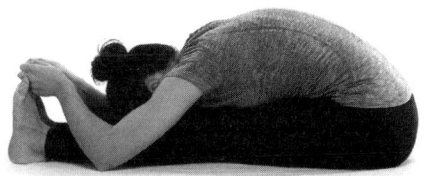

图 1.228　背部伸展变体 2

进入体式
❶ 坐立，双臂上举；
❷ 呼气，直背向前俯身；
❸ 双手勾住大脚趾，挺胸曲肘，躯干贴在腿上，额头落小腿；
❹ 手肘向下。

保持要点
❶ 肩膀放松；
❷ 手肘下沉。

出离体式
吸气，双臂向前，直背起身。

益　处
❶ 延长脊柱；
❷ 放松神经；
❸ 促进睡眠。

40 扭转背部伸展式
Parivrtta Paschimottanasana / Twisted Back Stretching Pose

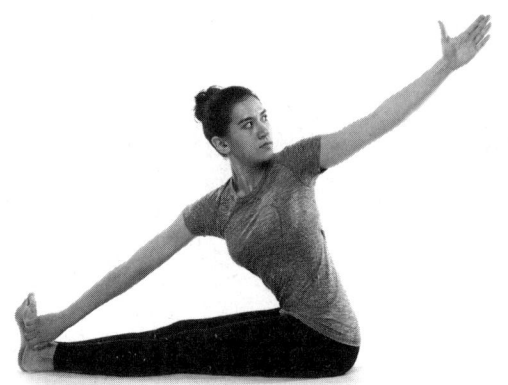

图 1.229　扭转双腿背部伸展式

进入体式
❶ 并腿坐立；
❷ 吸气，手臂经体侧上举并伸展到极限；
❸ 呼气，直背向下，右手抓左脚外侧；
❹ 吸气，拉长脊柱；呼气，左臂向后打开，带动身体扭转。

保持要点
❶ 双腿收紧；
❷ 骨盆摆正；
❸ 脊柱延展；
❹ 胸腔打开。

出离体式
呼气，收回到坐立山式。

益　　处
❶ 灵活背部；
❷ 柔韧脊柱。

41 坐角式变体 1
Upavishta Konsana / Wide-Angle Seated Forward Bend Pose Var. 1

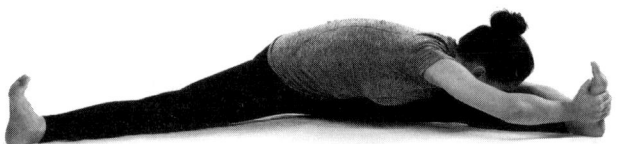

图 1.230　坐角式变体 1

进入体式
❶ 坐立，双腿分开；
❷ 吸气，手臂经体侧上举，呼气，扭转身体向左侧；
❸ 吸气，躯干拉长，呼气，俯身向前，腹部、前胸、额头贴向左腿。

保持要点
❶ 脚掌拓展，脚球远推；
❷ 大腿收紧，坐骨坐实，身体前侧都要拉长。

出离体式
吸气，手臂向前延伸带起身体。

益　处
利于骨盆区域血液循环，柔软腹股沟，加强消化系统健康。

42 坐角式变体 2
Upavishta Konsana / Wide-Angle SeatedForward Bend Pose Var. 2

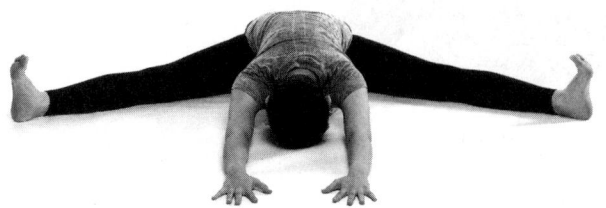

图 1.231　坐角式变体 2

进入体式
❶ 坐立分腿，脊柱伸长；
❷ 吸气，双臂上举，呼气，俯身向前，前胸贴向地板。

保持要点
大腿收紧，腹部放松，拉伸整条脊柱、躯干。

出离体式
❶ 吸气，手臂向前向上，带起身体；
❷ 呼气，落手，收回双腿。

益　处
柔软腹股沟，强化髋关节。

43 英雄坐
Virasana / Hero Pose

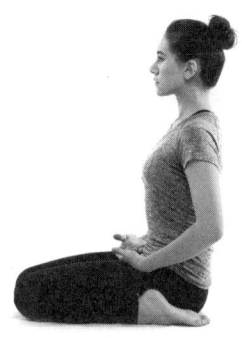

图 1.232　英雄坐（侧面）

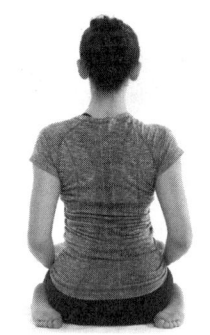

图 1.233　英雄坐（背面）

进入体式
❶ 雷电坐准备，双手落地；
❷ 膝盖并拢，双脚分开，臀部坐在两脚之间的地板上；
❸ 双手放在大腿，手心朝上。

保持要点
❶ 双脚用力下压；
❷ 脊柱延长到极限；
❸ 大臂及双肩向外；
❹ 胸骨伸长。

出离体式
呼气，双手落地，抬起臀部，并拢双腿，回到雷电坐。

益　　处
❶ 柔韧脚踝膝盖和髋关节；
❷ 强健脊柱；
❸ 拉长大腿前侧。

44 半卧英雄式
Ardha Supta Virasana / Half Reclined Hero Pose

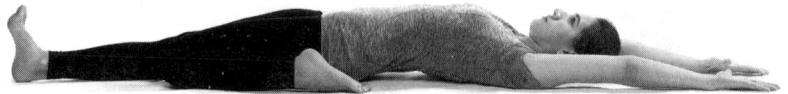

图 1.234　半卧英雄式

进入体式
❶ 坐立准备；
❷ 曲左膝，左脚放在左臀边；
❸ 仰卧下来，双臂伸展过头顶。

保持要点
❶ 尽可能调正骨盆；
❷ 手臂伸展；
❸ 拉长脊柱。

出离体式
❶ 呼气，收回双手；
❷ 收回左脚，回到仰卧山式。

益　处
❶ 拉长大腿前侧，特别是打开了髋关节前侧；
❷ 增加消化火力。

45 卧英雄式变体 1
Supta Virasana / Reclined Hero Pose

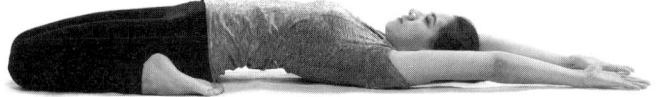

图 1.235 卧英雄式变体 1

进入体式

❶ 进入英雄坐；
❷ 仰卧下来，两臂伸展过头顶。

保持要点

❶ 尽可能调正骨盆；
❷ 手臂伸展；
❸ 拉长脊柱。

出离体式

❶ 收回双手，手肘撑住地面，推起上身；
❷ 伸直双腿向前。

益　处

❶ 拉长大腿前侧，打开髋关节前侧；
❷ 增加消化火力。

46 脊柱扭转式变体 1
Vakrasana / Spinal Twist Pose Var. 1

进入体式
❶ 坐立，左脚跟对齐坐骨；
❷ 曲右膝，将右脚放于左膝外侧踩地；
❸ 吸气，双臂体侧上举，带脊柱伸展；
❹ 呼气，右手推住右大腿外侧，扭转脊柱，将左肘抵于右大腿外侧；
❺ 右手放于尾骨正后方一掌远的位置，指尖点地；
❻ 转头，眼睛向后看。

保持要点
❶ 左脚跟对齐坐骨；
❷ 右脚内侧踩实地面，右大腿紧贴腹部；
❸ 左肘与右膝拮抗，将脊柱扭转向后；
❹ 右手放于尾骨正后方，指尖点地；
❺ 每次，吸气先延展脊柱，呼气再扭转。

出离体式
❶ 吸气，头部转回，双臂带着脊柱转回正中；
❷ 呼气，落下双臂；
❸ 伸直右腿。

益　　处
❶ 扭转脊柱，伸展椎骨空间；
❷ 缓解腰背部疲劳疼痛；
❸ 挤压按摩腹部内脏器官。

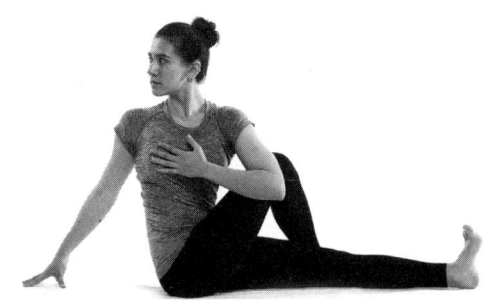

图 1.236　脊椎扭转式变体 1

47 脊柱扭转式变体 2
Vakrasana / Spinal Twist Pose Var. 2

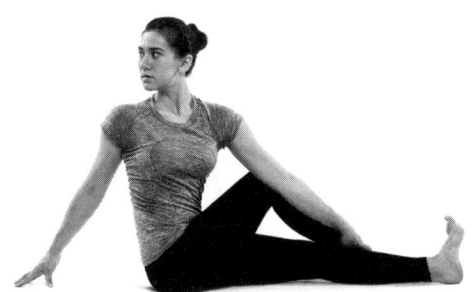

图 1.237　脊椎扭转式变体 2

进入体式
❶ 坐立棍棒式，双脚分开与坐骨同宽；
❷ 曲右膝向上，右脚在左膝外侧踩地，右手扶右侧大腿外侧；
❸ 吸气，伸展左臂向上，充分伸展左侧身体后将左肘贴于右腿外侧；
❹ 左手抓握住右脚踝，右手放在身体后侧。

保持要点
❶ 脊柱伸展；
❷ 两肩彼此展开。

出离体式
❶ 吸气，头转回，双臂向上伸展带回；
❷ 吸气将右腿伸直 回到坐立棍棒式。

益　　处
按摩腹部内在器官，有助于消化能力的提升。

48 脊柱扭转式变体 3
Vakrasana / Spinal Twist Pose Var. 3

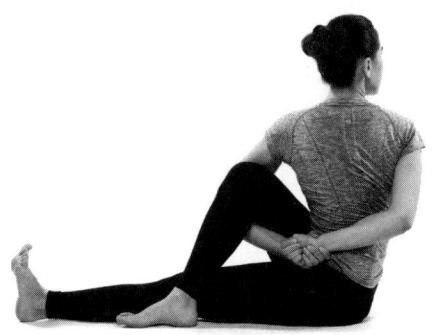

图 1.238　脊椎扭转式变体 3

进入体式
❶ 坐立棍棒式，双脚分开与坐骨同宽；
❷ 曲右膝，右脚落左膝外侧，双手扶右膝盖，挺直腰背；
❸ 吸气，左臂上举，呼气，左臂落右腿外，左手穿过右腿下，右臂绕过身体向右，双手相握。躯干立直向右扭转，转头向右。

保持要点
❶ 左脚回勾，大腿收紧；
❷ 双手相握的力量帮助扭转脊柱到极限；
❸ 脊柱伸展。

出离体式
吸气，解开双手，双臂上举，呼气，扭转回正。

益　处
❶ 强化消化火力，强健消化系统；
❷ 柔软脊柱。

49 扭转公牛式变体 1
Parivrtta Vrushasana / Twisting Bull Pose Var. 1

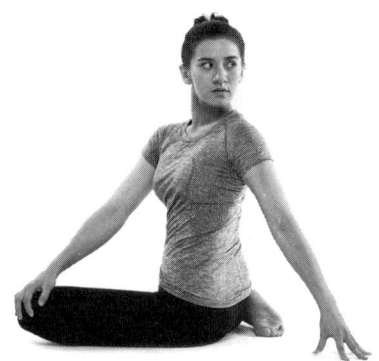

图 1.239　扭转公牛式变体 1

进入体式

❶ 坐立，曲右膝向外，右脚贴右臀，曲左膝踩右大腿腹股沟；
❷ 吸气，手臂经体侧向上；
❸ 呼气，落手，右手扶左膝盖，左手落在骨盆后一个手掌的距离。

保持要点

❶ 坐骨坐稳，左手推地，使脊柱伸长；
❷ 右手左膝拮抗，加深扭转。

出离体式

❶ 吸气，双臂上举；
❷ 呼气，落下手臂，伸直双腿。

益　处

❶ 柔软髋关节；
❷ 灵活脊柱。

50 扭转公牛式变体 2
Parivrtta Vrushasana / Twisting Bull Pose Var. 2

进入体式

❶ 坐立,曲左膝向外,左脚贴左臀,曲右膝踩左大腿腹股沟;
❷ 吸气,双臂向上伸展,呼气,左手抓左右膝外侧,右手绕过背部抓住左大腿;
❸ 躯干直立伸展,向右扭转身体,转头,眼睛看向右肩后方。

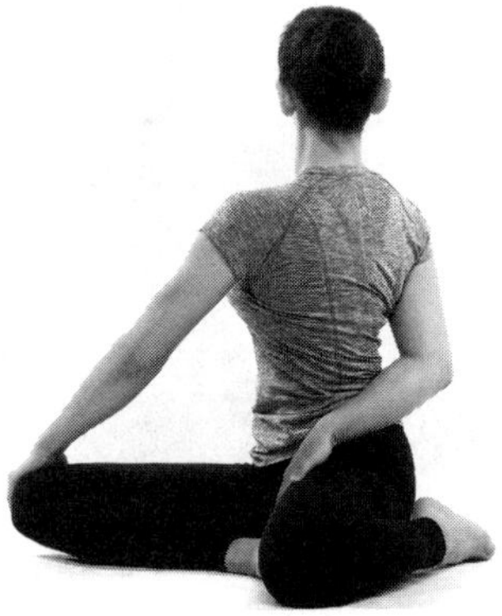

保持要点

❶ 两坐骨都要尽量贴地;
❷ 保持脊柱的伸展。

图 1.240　扭转公牛式变体 2

出离体式

❶ 吸气,松开双臂向上伸展带动身体转回;
❷ 呼气,双臂放回体侧,两腿蹬直,回到坐立棍棒式。

益　处

❶ 灵活下背部;
❷ 柔软脊椎;
❸ 刺激下腹部内脏器官。

51 圣哲玛里奇三式
Marichyasana III / Sage Marichi's Pose 3

进入体式

❶ 坐立，曲右膝，将右脚放于坐骨前方，与左大腿四指宽距离；
❷ 左手抓住右脚踝；
❸ 吸气，右臂体侧上举；
❹ 呼气，带身体充分前屈，从肩膀处内旋，右臂向后环绕右腿，伸直左臂向后，右手抓握左手腕；
❺ 充分扭转上身向左，带脊柱尽量立直，转头向左后方。

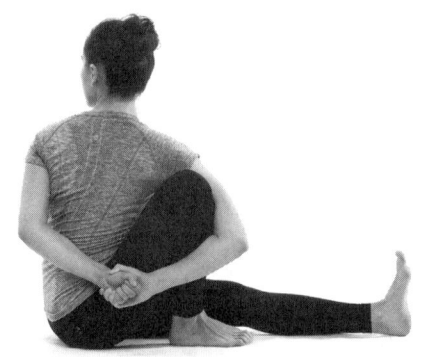

图 1.241　圣哲玛里奇三式

保持要点

❶ 左脚跟对齐坐骨；
❷ 右脚内侧用力踩地；
❸ 展开胸腔，展开肩膀。

出离体式

❶ 吸气，头部转回；
❷ 松开两手，左手放于身体旁侧的地面；
❸ 吸气，右臂带回上举，呼气，落下右臂，伸直右腿。

益　处

❶ 扭转脊柱，打开椎骨间的空间；
❷ 挤压按摩腹部内脏器官。

52 巴拉德瓦伽式变体 1
Bharadvajasana / Bharadvaja's Twist Pose Var. 1

进入体式

❶ 坐立分腿曲膝，双膝倒向右侧，左脚踝贴在右脚心；
❷ 吸气，双臂向上伸展；
❸ 呼气，左手背插入右膝下，右手在体后撑地；
❹ 吸气，身体伸展向上；
❺ 呼气，转动身体向右后方，转头。

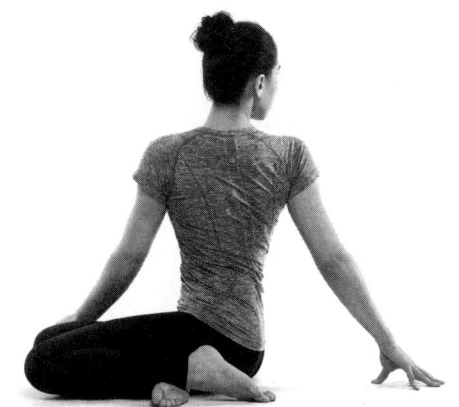

图 1.242　巴拉德瓦伽式变体 1

保持要点

❶ 左侧坐骨下沉，避免坐骨离地；
❷ 脊柱挺拔伸展。

出离体式

❶ 吸气，转头，伸展双肩带身体回正；
❷ 呼气，落下双臂，伸直双腿回到棍棒式。

益　处

❶ 灵活腰部；
❷ 按摩腹部内在器官。

53 巴拉德瓦伽式变体 2
Bharadvajasana / Bharadvaja's Twist Pose Var. 2

进入体式

❶ 坐立，分腿曲膝，双膝倒向右侧，左脚踝贴在右脚心；
❷ 吸气，双臂向上伸展；
❸ 呼气，左手背插入右膝下，右手绕到背后抓握左大腿；
❹ 吸气，身体伸展向上；
❺ 呼气，转动身体向右后，转身转头。

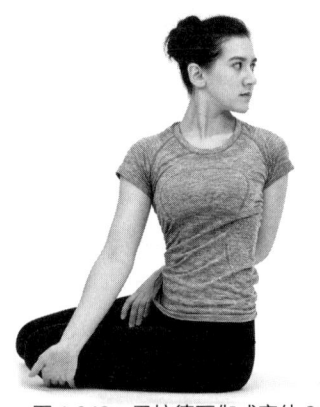

图 1.243　巴拉德瓦伽式变体 2

保持要点

❶ 左侧坐骨下沉，避免坐骨离地；
❷ 脊柱挺拔伸展。

出离体式

❶ 吸气转头，伸展双肩，带身体回正；
❷ 呼气，落下双臂，伸直双腿，回到棍棒式。

益　处

❶ 灵活腰部；
❷ 按摩腹部内在器官。

54 半鱼王式变体 1
Ardha Matsyendrasana / Half Lord of the Fish Pose Var. 1

进入体式

❶ 坐立棍棒式；
❷ 抬右腿，弯曲右膝，右脚踩于左膝外侧；
❸ 曲左膝，脚跟贴于右臀外侧；
❹ 右手扶靠右大腿根部，吸气左臂向上伸展，呼气带动身体向右侧扭转，将左肘抵于右膝外侧，左手扶在胸前，右手放于体后；
❺ 吸气伸展脊柱向上，呼气带动身体向右转动。

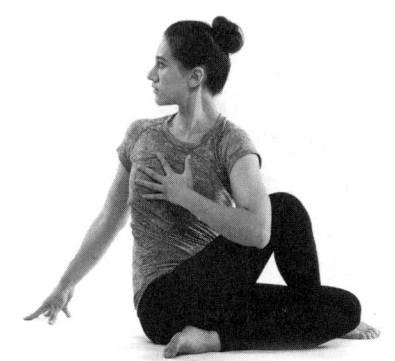

图 1.244　半鱼王式变体 1

保持要点

❶ 右脚踩地压实；
❷ 保持肘膝间的对抗用力；
❸ 脊柱伸展向上。

出离体式

❶ 吸气转头，左臂向上带动身体转回；
❷ 呼气放下手臂；
❸ 吸气伸直双腿，回到棍棒式。

益　处

❶ 灵活脊柱；
❷ 促进消化；
❸ 促进肠道蠕动。

55 半鱼王式变体 2
Ardha Matsyendrasana / Half Lord of the Fish Pose Var. 2

进入体式

❶ 坐立，曲右膝脚踩左膝外侧，曲左膝脚放右臀旁侧；
❷ 吸气，双臂上举，呼气，扭转向右侧，右手落尾骨后一掌远，左肘抵住右膝，伸直左手抓握右脚踝。

保持要点

❶ 坐骨坐实，脊柱延长；
❷ 扭转至极限，肩膀展开。

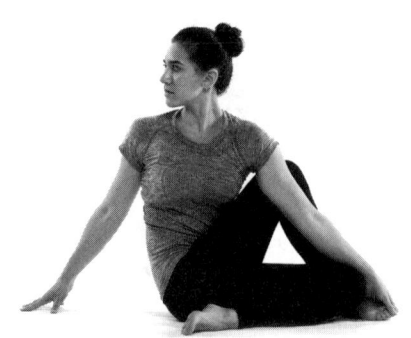

图 1.245　半鱼王式变体 2

出离体式

吸气，双臂上举，呼气回正，落下手臂，伸直双腿。

益　处

❶ 增强消化火力，有益消化系统健康；
❷ 柔软放松了中背部。

56 半鱼王式变体 3
Ardha Matsyendrasana / Half Lord of the Fish Pose Var. 3

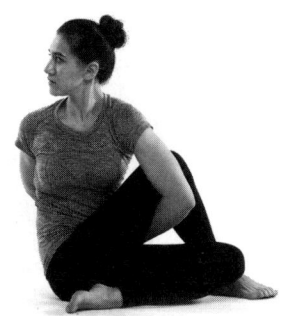
图 1.246　半鱼王式变体 3（右侧图）

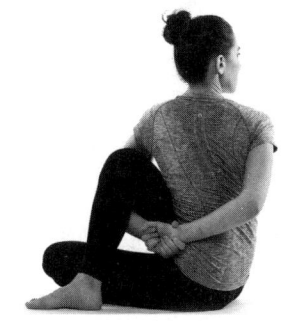
图 1.247　半鱼王式变体 3（左侧图）

进入体式
❶ 坐立，并腿，曲右膝，右脚踩左膝外侧，曲左膝，左脚放在右臀旁侧；
❷ 双手扶住右小腿，吸气拉长脊柱，呼气，左手从右膝下穿过，右手绕过身体，双手背后相扣，扭转身体到极限。

保持要点
❶ 坐骨坐实，脊柱拉伸；
❷ 腹部要柔软，呼吸均匀流畅，不要屏息；
❸ 扭转要充分。

出离体式
❶ 吸气，松开手，右臂上举，带正身体；
❷ 呼气，落手，伸直双腿。

益　处
❶ 强化消化系统；
❷ 强化腰椎力量；
❸ 展开胸腔，利于心肺。

57 半骆驼式变体 1
Ardha Ustrasana / Half Camel Pose Var. 1

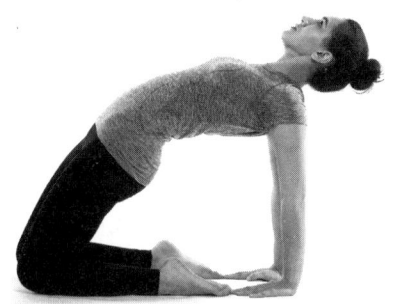

图 1.248　半骆驼式变体 1

进入体式
❶ 雷电坐，吸气，起身跪立，分开双腿与髋同宽，双手在脚后撑地；
❷ 吸气，推髋向前，胸腔上提；
❸ 呼气，颈椎放松，头自然后仰。

保持要点
❶ 脚踝以及脚背用力下压；双腿保持宽度；
❷ 双肩后展，脊柱延长，呼吸均匀流畅。

出离体式
呼气，落髋，回到分腿雷电坐。

益　处
❶ 强化下腰背力量；
❷ 打开心胸。

58 半骆驼式变体 2
Ardha Ustrasana / Half Camel Pose Var. 2

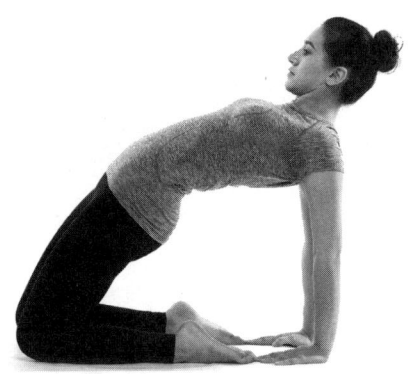

图 1.249　半骆驼式变体 2

进入体式
❶ 分腿跪立，双手脚后撑地；
❷ 吸气，髋关节前推，双肩后展，胸廓上提，头部直立。

保持要点
❶ 颈部后侧保持伸展；
❷ 眼睛望向膝盖的方向。

出离体式
呼气，落髋，回到分腿雷电坐。

益　处
❶ 拉长脖颈；
❷ 强化颈椎。

59 半骆驼式变体 3
Ardha Ustrasana / Half Camel Pose Var. 3

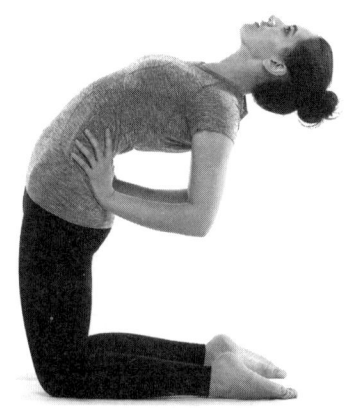

图 1.250　半骆驼式变体 3

进入体式

❶ 雷电坐准备，起身，分腿跪立，双手叉腰；
❷ 吸气挺胸向上拉长，双手推髋向前；
❸ 头后仰。

保持要点

❶ 胸腔上提，骨盆向前推；
❷ 颈部伸展。

出离体式

❶ 吸气，收回头，收髋向后，带回胸腔，回到跪立；
❷ 呼气，回到雷电坐。

益　　处

❶ 按摩腹部内脏器官，有助于消化能力的提升；
❷ 展开腹股沟；
❸ 拉伸髂腰肌。

60 骆驼式
Ustrasana / Camel Pose

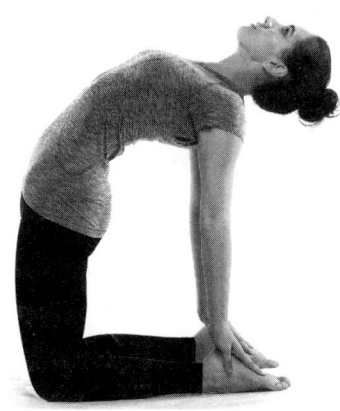

图 1.251　骆驼式

进入体式
❶ 雷电坐准备，起身分腿跪立，双手叉腰；
❷ 吸气，挺胸向上拉长，双手推髋向前，头后仰；
❸ 双手贴在脚底，完成最终体式。

保持要点
❶ 胸腔要上提；
❷ 骨盆向前推；
❸ 颈部要伸展。

出离体式
❶ 收回双手，手叉腰；
❷ 吸气，收回头部；
❸ 收髋向后，带回胸腔回到跪立；
❹ 呼气，回到雷电坐。

益　处
❶ 按摩腹部内脏器官；
❷ 有助于消化能力的提升。

61 门闩式
Parighasana / Gate Latch Pose

进入体式

❶ 雷电坐，起身跪立，左腿向左侧伸展，左脚脚底贴地；
❷ 吸气，双臂侧平展；
❸ 呼气，左臂带动躯干向左侧弯曲，右臂上举。

保持要点

❶ 保持骨盆稳定；
❷ 身体和腿要保持在一个平面上。

出离体式

❶ 吸气起身，手臂带身体回正；
❷ 呼气，双臂回落体侧；
❸ 吸气，带回左腿回到跪立。

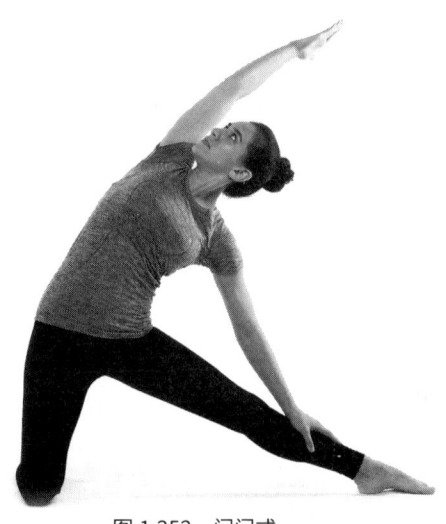

图 1.252　门闩式

益　处

❶ 伸展侧腰；
❷ 减少腰部赘肉。

62 半反板式
Ardha Purvottanasana / Half Inclined Flank Pose

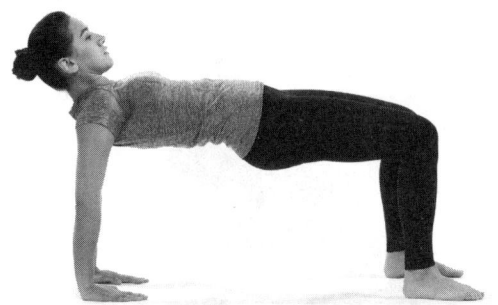

图 1.253　半反板式

进入体式
❶ 坐立，曲膝，双脚分开与骨盆同宽，双脚微内扣；
❷ 双手放于体后支撑，指尖朝前；
❸ 吸气，双脚压地，抬起臀部，使身体与地面平行；
❹ 头部平展。

保持要点
❶ 双脚内扣，内侧踩实地面；
❷ 双膝平行；
❸ 臀部收缩，展开腹股沟；
❹ 头部平展，脖颈后侧舒展。

出离体式
❶ 吸气，抬回头；
❷ 呼气，臀部落回地面；
❸ 伸直双腿。

益　处
❶ 收缩身体后侧；
❷ 强健臀、腿后侧肌肉；
❸ 强健腰背后侧肌肉；
❹ 强健手臂肌肉力量。

63 狮式变体 1
Simhasana / Lion Pose Var. 1

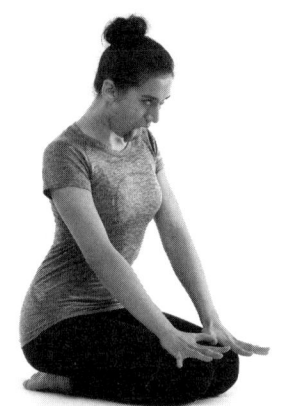

图 1.254　狮式变体 1

进入体式

❶ 雷电坐，双手推膝，手指大大张开；
❷ 深吸气，呼气，大大张开嘴，舌头向外向下伸展；
❸ 双眼凝视眉心，喉咙发出响亮的摩擦音。

保持要点

臀部坐实，手臂伸直，手指大大张开，眼睛一定要盯住眉心。

出离体式

呼尽气后，慢慢吸气，同时收回舌头，回到雷电坐姿。

益　　处

强化喉咙区域，有利心肺，有利于提升能量。

64 狮式变体 2
Simhasana/Lion Pose Var. 2

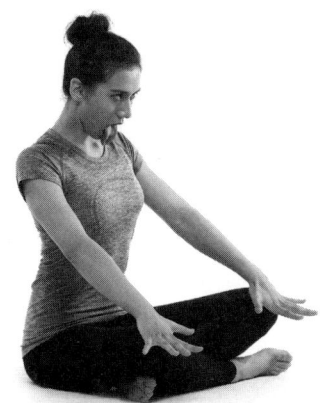

图 1.255　狮式变体 2

进入体式
❶ 简易盘坐，保持背部直立，双手推膝；
❷ 深吸气，呼气，大大张开嘴，舌头向外向下伸展；
❸ 双眼凝视眉心，喉咙发出响亮的摩擦音。

保持要点
喉咙要发出摩擦音。

出离体式
呼尽气后，慢慢吸气，同时收回舌头，回到简易盘坐。

益　处
强化喉咙区域，有利心扉，有利于提升能量。

65　狮式变体 3
Simhasana / Lion Pose Var. 3

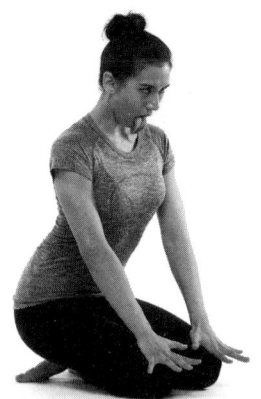

图 1.256　狮式变体 3

进入体式
❶ 跪立，小腿交叉，会阴抵住上侧脚跟，双手推膝；
❷ 深吸气，呼气，大大张开嘴，舌头向外向下伸展；
❸ 双眼凝视眉心，喉咙发出响亮的摩擦音。

保持要点
❶ 会阴抵住脚跟，不要分开，下颌微微内收；
❷ 眼睛盯住眉心。

出离体式
呼尽气后，慢慢吸气，同时收回舌头。

益　处
强化喉咙区域，有利心扉，有利于提升能量。

66 下犬式
Adho Mukha Svanasana / Downward Facing Dog Pose

进入体式

❶ 婴儿式准备；
❷ 双臂双脚分开与肩同宽，双掌用力压地，脚尖点地；
❸ 吸气，蹬直双腿，坐骨高高推向天花板；
❹ 呼气，脚跟落地。

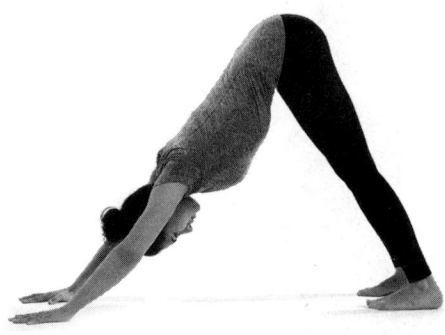

图 1.257　下犬式

保持要点

❶ 双手十指大大分开；
❷ 双臂内旋，打开肩胛骨；
❸ 躯干以及脊柱延展到极限；
❹ 双脚用力压实地板，大腿收紧。

出离体式

呼气，曲膝，回到婴儿式。

益　处

❶ 拉伸整个身体的后侧；
❷ 增加骨盆的灵活性；
❸ 强壮手臂及肩关节；
❹ 增强消化火力；
❺ 有利于血液供给向脑部。

67 简易鸽子式变体 1
Kapodasana / Pigeon Pose Var. 1

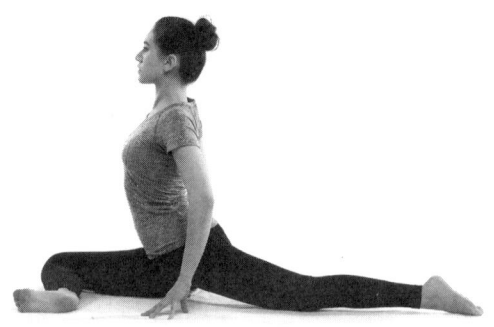

图 1.258　简易鸽子式变体 1

进入体式
❶ 下犬式，吸气，曲右膝向前，把小腿横向平贴于地面，右膝贴靠右掌根，右脚踝贴靠左掌根；
❷ 左腿内旋向后伸展；
❸ 双手放于身体两侧撑地。

保持要点
❶ 前侧脚脚趾回勾，保证小腿外侧收紧；
❷ 后侧大腿内旋来保证骨盆稳定；
❸ 抬头挺胸展肩。

出离体式
❶ 呼气，双手放回小腿前侧，手撑地；
❷ 吸气，带回身体到下犬式。
（膝关节不适者请在专业老师指导下习练）

益　处
❶ 伸展大腿外侧肌肉；
❷ 灵活髋关节。

68 简易鸽子式变体 2
Kapodasana / Pigeon Pose Var. 2

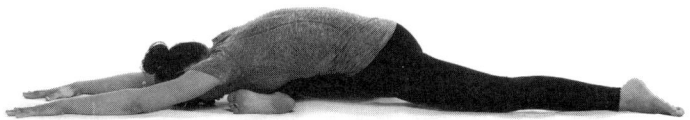

图 1.259　简易鸽子式变体 2

进入体式
❶ 下犬式，吸气，曲右膝向前，把右小腿横向平贴于地面，右膝贴靠右掌根，右脚踝贴靠左掌根；
❷ 左腿内旋向后伸展；
❸ 双手放于身体前，撑地；
❹ 吸气，拉长身体，呼气，俯身向前。

保持要点
❶ 前侧脚脚趾回勾，保证小腿外侧收紧；
❷ 后侧大腿内旋来保证骨盆稳定。

出离体式
❶ 推身体回到直立；
❷ 呼气，双手放回小腿前侧，手撑地；
❸ 吸气带回身体到下犬式。

益　处
❶ 伸展大腿外侧肌肉；
❷ 灵活髋关节。

69 侧板式变体 1
Vasisthasana / Side Plank Pose Var. 1

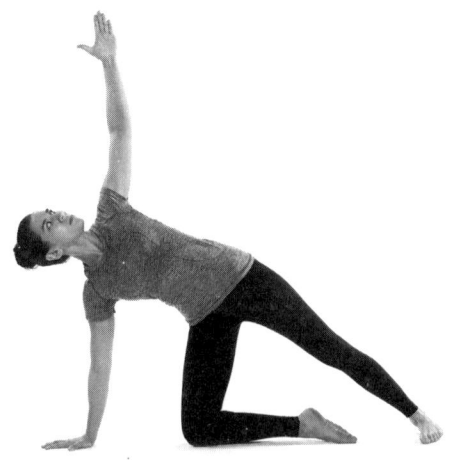

图 1.260　侧板式变体 1

进入体式
❶ 进入板式，曲右膝，右手右膝侧撑地面，左腿伸直左脚蹬地；
❷ 打开左臂向上伸展，转头看向左手方向。

保持要点
❶ 手掌大大展开，压向地面；
❷ 身体躯干和后腿拉成一线。

出离体式
❶ 呼气，低头看地面，将左手放回地面支撑；
❷ 右腿撤回并拢双腿，回到板式。

益　　处
❶ 强化手臂力量；
❷ 强化侧腰力量。

70 侧板式变体 2
Vasisthasana / Side Plank Pose Var. 2

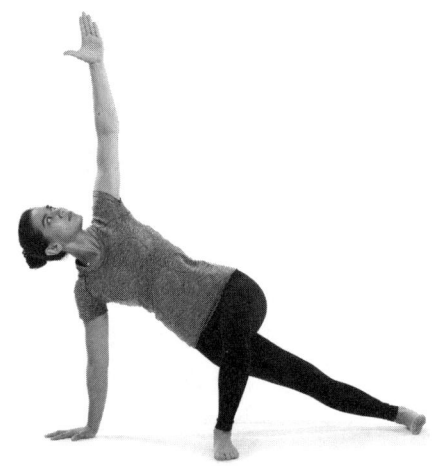

图 1.261　侧板式变体 2

进入体式
❶ 下犬式准备，左脚向前半步，落髋下；
❷ 吸气，展开左臂向上，指向天花板。

保持要点
右腿蹬直，右肘伸直，左臂尽量向上。

出离体式
呼气，落下右臂，回到婴儿式。

益　处
加强侧腹力量，加强手臂力量。

71 侧板式变体 3
Vasisthasana / Side Plank Pose Var. 3

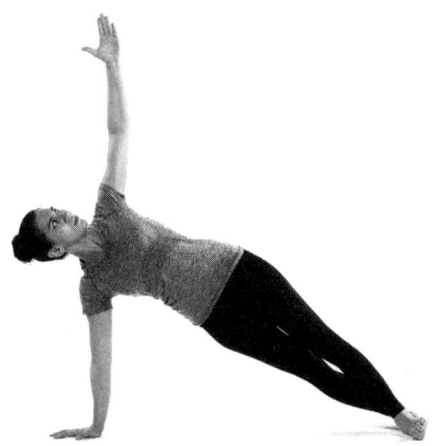

图 1.262　侧板式变体 3

进入体式
❶ 下犬式准备，双脚微分开与骨盆同宽；
❷ 呼气，来到板式，吸气，左臂上抬，指向天空，从脖颈根处转头向上望，身体侧转，双脚一前一后。

保持要点
双腿收紧，手肘伸直，下颌内收。

出离体式
呼气，落下手臂，回到婴儿式。

益　　处
加强侧腹力量，加强手臂力量。

第六节　蹲立体式系列

蹲立类型的体式，也是非常重要的。它在一定程度上可以强健腿部肌肉，并且能建立平衡感。

很多人跟腱过短，甚至无法蹲立。蹲立体式，可以帮助拉长小腿肌肉，调节跟腱，保持其正常的长度；并且通过调节跟腱，帮助维持脚踝关节的灵活，同时强健踝关节。

蹲立体式可以拉长股四头肌，可以帮助提升后弯。很多人后弯做不好，究其原因，是股四头肌过短造成的。

1 蹲立平衡式变体 1（敬礼式）
Namaskarasana / Squat Prayer Pose Var. 1

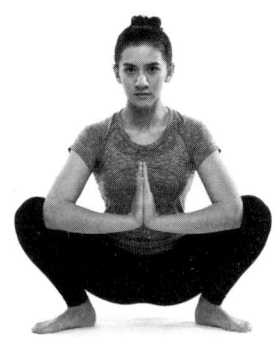

图 1.263　蹲立平衡式变体 1

进入体式
❶ 蹲立，双脚打开与骨盆同宽，双脚外展，膝盖指向脚趾方向；
❷ 双手胸前合掌，双肘抵于双膝内侧；
❸ 腰背挺直，头部摆正。

保持要点
❶ 双脚外展，拉伸腿内侧，打开骨盆；
❷ 双手掌心对推，打开双膝；
❸ 脊柱立直，头部摆正。

出离体式
❶ 解开双手落地；
❷ 收回双腿。

益　处
❶ 灵活脚踝；
❷ 打开骨盆；
❸ 使盆腔获得更多血液供给。

2 蹲立平衡式变体 2
Namaskarasana / Squat Prayer Pose Var. 2

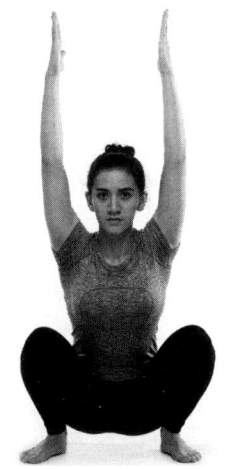

图 1.264　立平衡式变体 2

进入体式
❶ 分腿蹲立，膝盖及脚尖微微外展；
❷ 吸气，双臂上举，抬头挺胸，眼睛向斜前方望出。

保持要点
❶ 保持肩膀放松；
❷ 脖颈也要放松。

出离体式
呼气，手落下。

益　　处
❶ 柔软腹股沟；
❷ 灵活肩关节。

3 蹲立平衡式变体 3
Namaskarasana /Squat Prayer Pose Var. 3

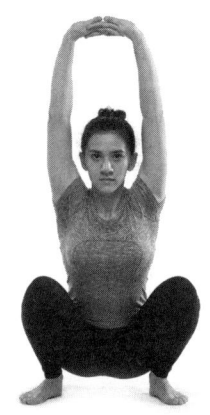

图 1.265 蹲立平衡式变体 3

进入体式
❶ 站立山式，双脚分开，脚尖和膝盖微微外展；
❷ 双臂上举，十指交扣，翻掌向上；
❸ 呼气，曲膝下蹲，抬头挺胸，脊柱延展。

保持要点
❶ 骨盆下沉；
❷ 脊柱延展到极限；
❸ 手臂展开向上，展开腋窝，保持腋窝的皮肤打开到极限。

出离体式
呼气，放落双手。

益　处
❶ 强化肩关节和颈椎；
❷ 灵活髋关节。

4 单腿蹲立平衡式变体 1
Eka Pada Santulanasana / One-Leg Balancing Var. 1

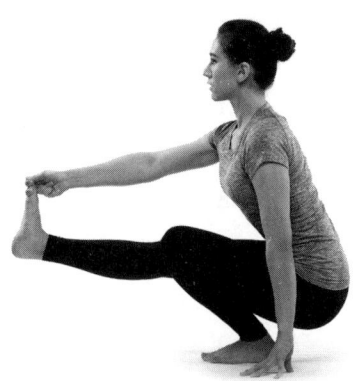

图 1.266　单腿蹲立平衡式变体 1

进入体式
❶ 蹲立，双腿并拢，左手指尖压地；
❷ 右手抓右脚大脚趾，吸气，将右腿向前蹬直；
❸ 左手撑地，挺胸展肩，躯干立直。

保持要点
❶ 保持手脚的拮抗力量；
❷ 右脚向前蹬，右手向后拉，右腿下压，右肩上提；
❸ 两肩同高，齐平。

出离体式
❶ 呼气，左手扶于地面上；
❷ 带回右腿；
❸ 双手收回双膝上，回到蹲立。

益　处
提高平衡和协调能力。

5 单腿蹲立平衡式变体 2
Eka Pada Santulanasana / One-Leg Balancing Var. 2

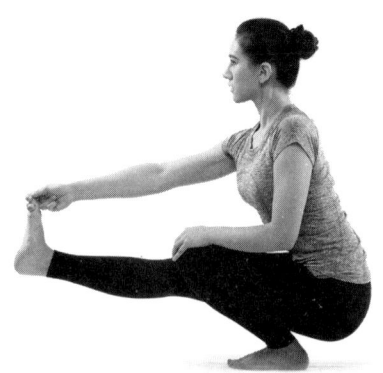

图 1.267　单腿蹲立平衡式变体 2

进入体式
❶ 蹲立，双腿并拢，双手放于膝盖两侧；
❷ 右手抓右脚大脚趾，吸气，将右腿向前蹬直；
❸ 左手扶膝，挺胸展肩，躯干立直。

保持要点
❶ 保持手脚的拮抗力量；
❷ 右脚向前蹬，右手向后拉，右腿下压，右肩上提；
❸ 两肩同高，齐平。

出离体式
❶ 呼气，左手扶于地面上；
❷ 带回右腿；
❸ 双手收回双膝上，回到蹲立。

益　处
提高平衡和协调能力。

6 单腿蹲立平衡式变体 3
Eka Pada Santulanasana / One-Leg Balancing Var. 3

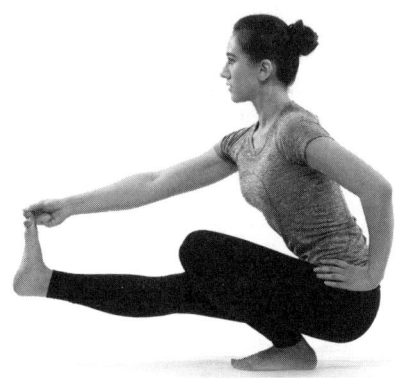

图 1.268　单腿蹲立平衡式变体 3

进入体式

❶ 蹲立，双腿并拢，双手放于膝盖两侧；
❷ 右手抓右脚大脚趾，吸气，将右腿向前蹬直；
❸ 左手叉腰，挺胸展肩，躯干立直。

保持要点

❶ 保持手脚的拮抗力量；
❷ 右脚向前蹬，右手向后拉，右腿下压，右肩上提；
❸ 两肩同高，齐平。

出离体式

❶ 呼气，左手扶于地面上，带回右腿；
❷ 双手收回双膝上，回到蹲立。

益　　处

提高平衡和协调能力。

7 单腿蹲立平衡式变体 4
Eka Pada Santulanasana / One-Leg Balancing Var. 4

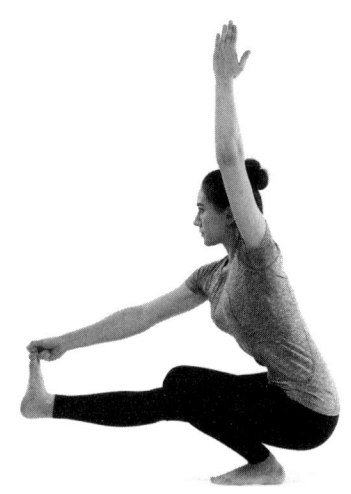

图 1.269 单腿蹲立平衡式变体 4

进入体式
❶ 蹲立，双腿并拢，双手放于膝盖两侧；
❷ 右手抓右脚大脚趾，吸气，将右腿向前蹬直；
❸ 左手上举，挺胸展肩，躯干立直。

保持要点
❶ 保持手脚的拮抗力量；
❷ 右脚向前蹬，右手向后拉，右腿下压，右肩上提；
❸ 两肩同高，齐平。

出离体式
❶ 呼气，左手扶于地面上，带回右腿；
❷ 双手收回双膝上，回到蹲立。

益　处
提高平衡和协调能力。

8 幻椅式变体 1
Utkatasana / Chair Pose Var. 1

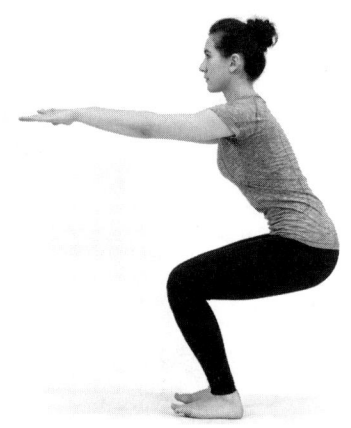

图 1.270　幻椅式变体 1

进入体式
❶ 山式站立，吸气，手臂平举，同时双脚分开与肩宽；
❷ 呼气，曲膝至大腿与地面平行。

保持要点
❶ 尾骨内收，脊柱拉长；
❷ 手臂平展，放松肩膀；
❸ 膝盖不要超过脚趾尖。

出离体式
吸气，起身落手，回到站立山式。

益　　处
强健大腿肌肉。

9 幻椅式变体 2
Utkatasana / Chair Pose Var. 2

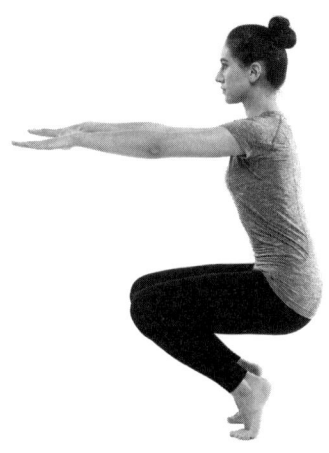

图 1.271　幻椅式变体 2

进入体式

❶ 分腿站立，吸气，提脚跟，双臂平举向前；
❷ 呼气，曲膝至大腿与地面平行。

保持要点

❶ 脚跟努力上提，脚踝收紧；
❷ 大腿收紧；
❸ 尾骨内收，脊柱延长。

出离体式

❶ 吸气，起身落下脚跟；
❷ 呼气，手臂落回。

益　处

❶ 强化大腿、脚踝的力量；
❷ 加强膝盖的力量。

10 幻椅式变体 3
Utkatasana / Chair Pose Var. 3

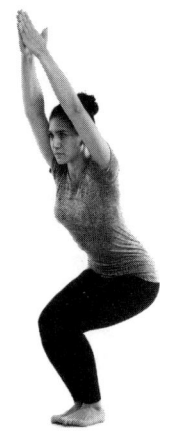

图 1.272　幻椅式变体 3

进入体式
❶ 山式站立，吸气，双臂经体侧向上，合掌；
❷ 呼气，并腿曲膝至大腿与地面平行。

保持要点
❶ 大腿收紧，膝盖努力夹紧；
❷ 尾骨内收，脊柱及躯干延展；
❸ 放松肩膀。

出离体式
❶ 吸气，伸直双腿；
❷ 呼气，放落手臂，回到山式站立。

益　　处
❶ 加强大腿肌肉力量；
❷ 强化关节。

11 幻椅式变体 4
Utkatasana / Chair Pose Var. 4

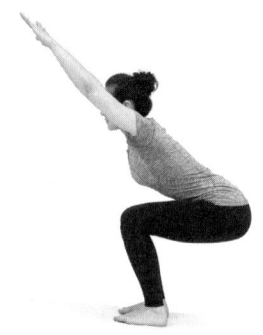

图 1.273　幻椅式变体 4

进入体式
❶ 站立山式，双腿分开与肩同宽；
❷ 吸气，双臂上举，大臂贴向耳朵，掌心朝前；
❸ 呼气，曲膝下蹲。

保持要点
❶ 双膝不要超过脚尖；
❷ 腰背挺直；
❸ 手臂向上伸展。

出离体式
❶ 吸气，蹬直双腿，起身站立；
❷ 呼气，放落手臂，回到山式站立。

益　　处
增强腿部力量。

12 幻椅式变体 5
Utkatasana / Chair Pose Var. 5

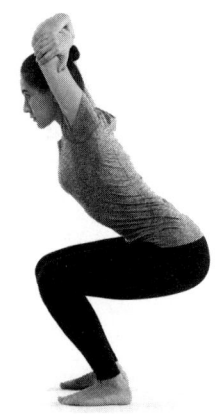

图 1.274　幻椅式变体 5

进入体式
❶ 站立山式，双腿分开与肩同宽；
❷ 吸气，双臂上举，双臂在头顶上方互抱手肘；
❸ 呼气，曲膝下蹲。

保持要点
❶ 双膝不要超过脚尖；
❷ 腰背挺直；
❸ 手肘向上伸展。

出离体式
❶ 吸气，蹬直双腿起身站立；
❷ 呼气，放回手臂，回到站立山式。

益　处
增强腿部力量。

13 幻椅式扭转变体 1
Parivrtta Utkatasana / Twisted Chair Pose Var. 1

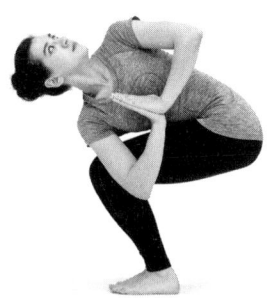

图 1.275　幻椅式扭转变体 1

进入体式
❶ 山式站立，吸气，双臂经体侧向上，合掌；
❷ 呼气，曲膝至大腿平行地板；
❸ 吸气，脊柱伸长，左手扶左腿；
❹ 呼气，右手肘落左膝，右手与左手合掌，进一步扭转身体。

保持要点
❶ 双脚用力压实；
❷ 膝盖并拢夹紧对齐。

出离体式
❶ 吸气，转正身体并起身；
❷ 呼气，落双手，回到山式站立。

益　处
❶ 强化大腿力量；
❷ 加强腹部扭转；
❸ 提升消化火力。

14 幻椅式扭转变体 2
Parivrtta Utkatasana / Twisted Chair Pose Var. 2

进入体式
❶ 站立山式，呼气，曲双膝进入幻椅式；
❷ 左手手扶住左大腿根部，吸气右臂向上伸展拉长躯干，呼气右肘抵住左膝外侧；
❸ 右手贴于胸前，身体向左侧扭转，左臂上举。

保持要点
❶ 双腿夹紧并拢，双膝对齐；
❷ 大腿充分下蹲；
❸ 脊柱持续保持伸展；
❹ 肘膝对抗，使两肩展开。

出离体式
❶ 吸气，上方手臂落下，转正身体并起身；
❷ 呼气，落回双臂。

益处
❶ 扭转刺激按摩腹腔内脏；
❷ 锻炼腿部力量；
❸ 柔软、灵活腰部。

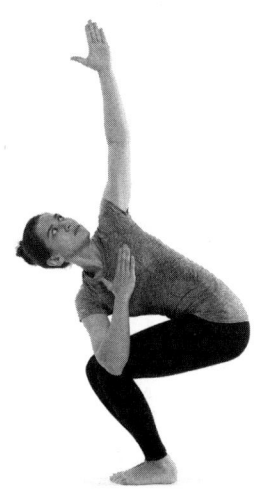

图 1.276　幻椅式扭转变体 2

第七节　站立体式

　　站立体式中最重要的是平衡。而在站立姿态下的体式练习，一定要调动全身肌肉，而非仅仅身体的某一部分参与进来。站立体式的练习，可以帮助我们更好地建立平衡感，因为在站立中进行任何体式的练习，都要保持全身的平衡。身体任何部位失控，就有可能失去平衡。也因此，站立姿态下的练习，教会我们在体式练习中如何良好地控制身体的每一个部位。

　　站立也是最适宜练习侧屈体式的身体姿态，这就是为什么你会发现大量站立体式实质上是侧屈类型的体式。在坐立、俯卧、仰卧姿态下，都无法像站立姿态下可以进行如此充分有效的侧屈类型体式练习。所以，我们也会大量利用站立体式来进行身体侧屈的练习。

1 山立式
Tadasana / Mountain Standing Pose

进入体式
❶ 站立，双腿双脚并拢；
❷ 收尾骨，摆正骨盆；
❸ 腰背挺直；
❹ 双臂放于体侧，掌心贴住身体；
❺ 头摆正，目视前方。

保持要点
❶ 双脚并拢，大脚趾相触，十根脚趾打开，脚掌下压，足弓上提；
❷ 双腿内旋，尾骨内收，骨盆摆正；
❸ 脊柱挺直，胸腔打开；
❹ 双肩打开、下沉，头部摆正。

出离体式
还原身体。

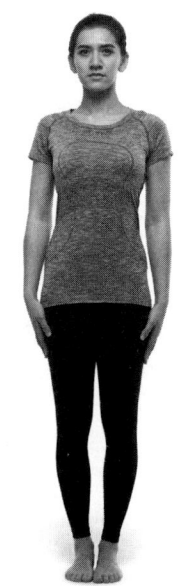

图 1.277　山立式

益　处
❶ 强健双腿肌肉力量；
❷ 拉伸脊柱。

2 山立式放松变体 1
Tadasana / Mountain Standing Relaxation Var. 1

进入体式
❶ 站立，双腿双脚并拢；
❷ 收尾骨，摆正骨盆；
❸ 腰背挺直，双臂放于体侧，掌心贴住身体；
❹ 头摆正，闭眼放松。

保持要点
❶ 闭眼睛；
❷ 放松全身，放松呼吸。

出离体式
吸气，睁开眼睛。

益处
❶ 双眼闭合，感官向内；
❷ 呼吸放松，提升觉知。

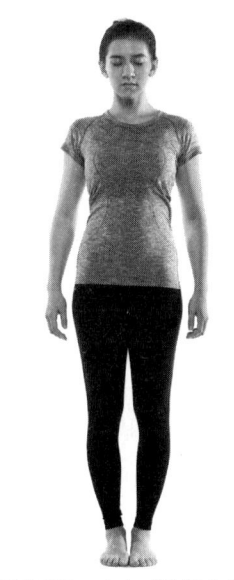

图 1.278　山立式放松变体 1

3 山立式放松变体 2
Tadasana / Mountain Standing Relaxation Var. 2

进入体式

❶ 站立，双脚分开骨盆同宽；
❷ 收尾骨，摆正骨盆；
❸ 腰背挺直，双臂放于体侧，掌心贴住身体；
❹ 头摆正，闭眼放松。

保持要点

双脚分开与骨盆同宽，脚外缘平行。

出离体式

吸气，睁开眼睛，收回双腿。

益　处

❶ 双眼闭合，感官向内；
❷ 呼吸放松，提升觉知。

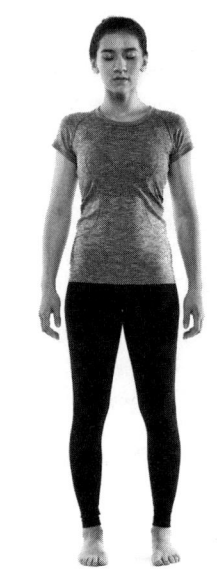

图 1.279 山立式放松变体 2

4 手臂上举式
Hasta Uttanasana / Raised Arms Pose

进入体式

❶ 站立，双脚打开与肩同宽；
❷ 吸气，双臂经体侧向上，掌心相对；
❸ 头颈中正，目视前方。

保持要点

❶ 双脚踩实，大腿收紧内旋；
❷ 尾骨内收，躯干正直伸展；
❸ 肩膀放松，大臂收紧内旋。

出离体式

❶ 呼气，手臂落下；
❷ 并拢双腿，回到山式站姿。

益　处

❶ 打开了身体内在的空间；
❷ 强化肩关节。

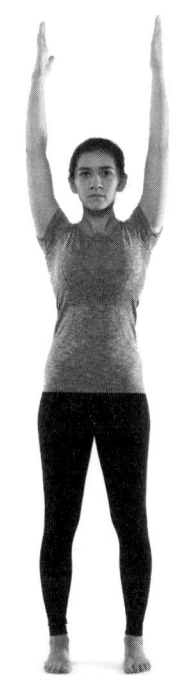

图 1.280　手臂上举式

5 山立扭转式
Parivrtta Tadasana / Twisting Tadasana

进入体式
❶ 站立山式，双脚与肩同宽；
❷ 吸气，双臂上举过头顶，十指交叉相扣，反转掌心朝上；
❸ 吸气，伸展脊柱向上；
❹ 呼气，躯干向右扭转，骨盆中正不动。

保持要点
❶ 双腿有力向下蹬；
❷ 保持骨盆的稳定；
❸ 双臂用力向上伸展；
❹ 展肩，挺直背部。

出离体式
❶ 吸气，转正身体；
❷ 呼气，打开手臂，带回到站立山式。

益　处
❶ 伸展脊柱；
❷ 灵活上背部。

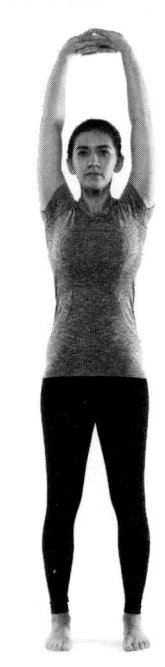
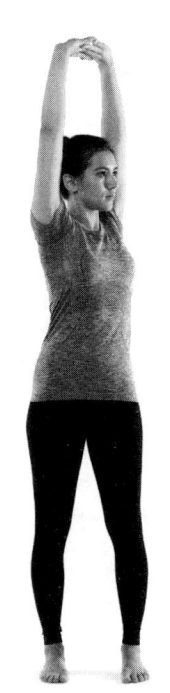

图 1.281　山立扭转式（1）　　图 1.282　山立扭转式（2）

6 风吹树式
Tiryaka Tadasana / Wind Blown Tree Pose

进入体式
❶ 山式站立,双脚分开与肩同宽;
❷ 吸气,双臂经体侧向上在头顶十指交叉翻掌向上;
❸ 呼气,双臂带领身体向左侧伸展。

保持要点
❶ 双脚踩实,躯干拉长;
❷ 手臂伸展,腋窝打开,胸腔打开。

出离体式
❶ 吸气,回正身体;
❷ 呼气,落下手臂,回到山式站姿。

益　处
❶ 能够帮助胸腔打开;
❷ 拉长侧腰。

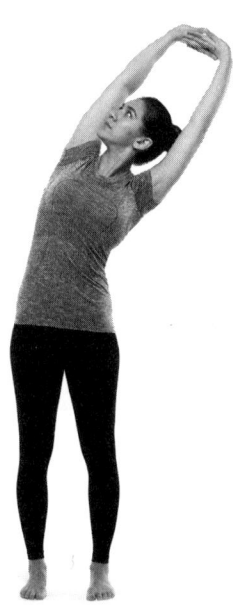

图 1.283　风吹树式

7 手臂开合式呼吸
Hasta Swas Praswas / Hand in and out Breathing

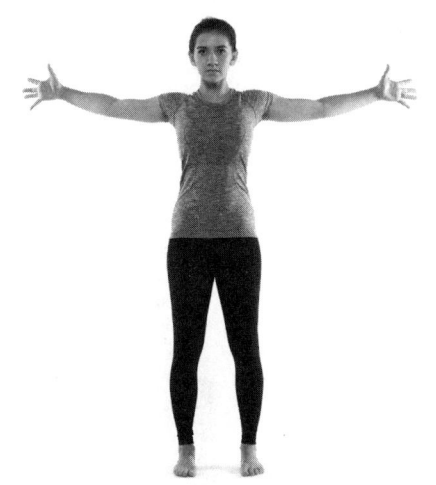
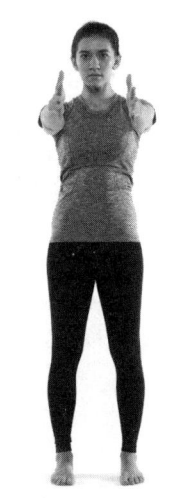

图 1.284　手臂开合式呼吸（1）　　　　图 1.285　臂开合式呼吸（2）

进入体式
❶ 站立山式，双分开与肩同宽；
❷ 吸气，手臂向前平举，掌心相对；
❸ 吸气，手臂向两侧打开，尽量向后伸展；
❹ 呼气，手臂向前合拢；
❺ 配合呼吸动态练习。

保持要点
❶ 手臂保持与肩同高，充分伸展手臂避免超伸；
❷ 避免塌腰。

出离体式
❶ 呼气，回到手臂前平举；
❷ 再次呼气，双臂落回身体两侧。

益　处
扩展胸腔，有助于提升心肺功能。

8 山立式十指交叉呼吸
Tadasana Hasta Swas Praswas / Interlock Finger Breathing

进入体式
❶ 站立山式,双脚分开与肩同宽;
❷ 双手在背后十指交叉,手臂伸展向下;
❸ 吸气,双臂保持伸展并向上抬起;
❹ 呼气,手臂落回,与呼吸同步。

保持要点
❶ 手臂伸直,避免肘超伸;
❷ 展肩,耳朵远离肩膀。

出离体式
呼气,先放下双臂,松开双手。

益　处
❶ 开肩挺胸;
❷ 缓解圆肩驼背,缓解颈肩疲劳,辅助调理颈椎病。

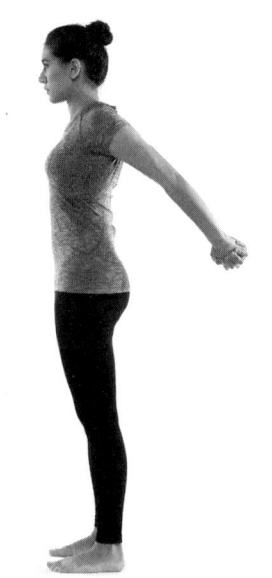

图 1.286　山立式十指交叉呼吸

9 站立前屈式变体 1
Uttanasana / Standing Forward Bend Var.1

进入体式
❶ 站立山式，双脚分开与肩同宽，吸气，双臂两侧平举，呼气，双手叉腰，夹肘展肩；
❷ 吸气，抬头伸展向上拉长脊柱，呼气，以髋为轴附身前屈；
❸ 躯干平行地面，双手手指触地，抬头挺胸，眼睛先前看。

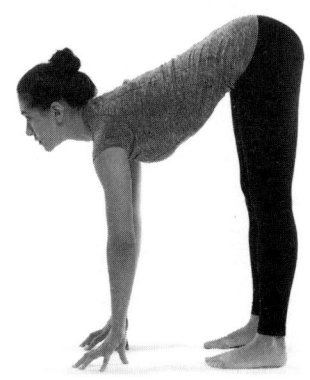

图 1.287　站立前屈式变体 1

保持要点
❶ 双脚微内扣，双腿蹬直；
❷ 重心前移，坐骨和脚跟垂直一线；
❸ 抬头挺胸，拉长脊柱；
❹ 坐骨上提，腰部收紧。

出离体式
❶ 双手叉腰，夹肘展肩；
❷ 吸气，抬头直背起身；
❸ 呼气，双臂放回体侧，回到站立山式。

益　处
伸展腿后侧腘绳肌。

10 站立前屈式变体 2
Uttanasana / Standing Forward Bend Var.2

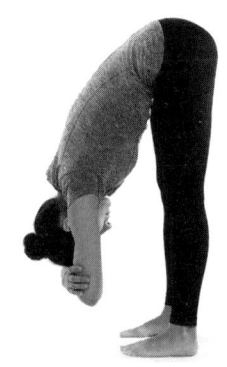

图 1.288 站立前屈式变体 2

进入体式
❶ 山式站立，双脚分开与髋同宽；
❷ 吸气，双臂经体侧向上曲臂抱肘；
❸ 呼气，俯身向前向下。

保持要点
❶ 双腿伸直，大腿内旋，从髋关节折叠；
❷ 手肘伸向脚踝，脊柱伸展。

出离体式
❶ 吸气，慢慢起身；
❷ 呼气，放落双手，回到山式站式。

益　处
❶ 强化大腿肌肉；
❷ 增加膝盖感知，灵活髋关节，灵活肩关节；
❸ 增进脑部供血。

11 站立前屈侧伸展式
Parsva Uttanasana / Standing Forward Bend Side Stretching

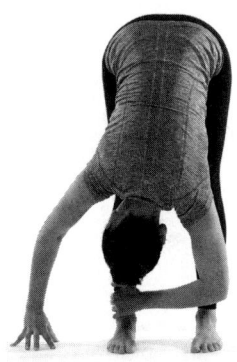

图 1.289　站立前屈侧伸展式

进入体式
❶ 进入站立前屈式；
❷ 左手抓右脚踝前侧，右手指尖在右脚外侧撑地；
❸ 吸气，抬头伸展脊柱，呼气，左手臂曲肘将身体拉向右腿。

保持要点
❶ 两脚两腿保持稳定，重心不变；
❷ 保持脊柱的伸展；
❸ 躯干正中靠向右腿。

出离体式
❶ 吸气抬头，松开左手，回到站立前屈；
❷ 双手叉腰，吸气带回身体，回到站立山式。

益　处
伸展腘绳肌。

12 半双角式变体 1
Ardha Prasarita Padottanasana/Half Wide-legged Forward Bend Pose Var.1

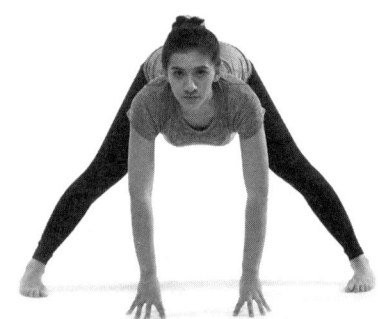

图 1.290　半双角式变体 1

进入体式
❶ 站立，分开双脚一腿远，同时双臂侧平展，掌心朝下；
❷ 脚尖微微内扣，第二根脚趾正对前方；
❸ 吸气，手臂伸展到极限，呼气，双手扶髋；
❹ 吸气，拉长躯干前侧，呼气，从髋关节俯身向前；
❺ 身体平行地板之后，双手落在肩膀下方，手指点地，抬头向前，延展脊柱。

保持要点
❶ 双脚踩实地板，大腿用力蹬直；
❷ 骨盆向前旋转，脊柱前侧拉长到极限；
❸ 双肩外展。

出离体式
❶ 手扶髋，蹬直双腿；
❷ 吸气，抬回上身；
❸ 呼气，落手，收回两腿。

益　处
❶ 灵活髋关节，打开脊柱前侧；
❷ 强化消化系统。

13 双角式变体 1
Prasarita Padottanasana/ Wide-legged Forward Bend Pose Var.1

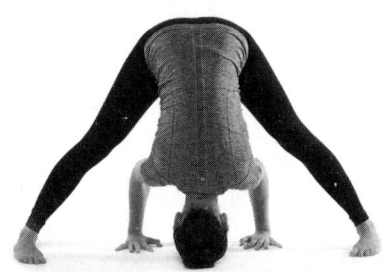

图 1.291 双角式变体 1

进入体式
❶ 山式站立,吸气,双腿分开一腿远,同时双臂侧平举,呼气,双手扶髋;
❷ 吸气,拉长躯干前侧,呼气,俯身向前,身体平行地板;
❸ 双手落地,双手慢慢放在两脚中间,双手双脚一线,双臂打开与肩膀同宽;
❹ 吸气,拉长躯干,呼气,头顶落在两脚正中。

保持要点
❶ 双腿收紧;
❷ 腹部放松;
❸ 手肘夹紧,头顶轻轻点地。

出离体式
❶ 吸气,双手不动,抬头抬上身,呼气,双手再扶住两髋;
❷ 吸气,身体立直,呼气,落下双手,收回双腿,回到山式站立。

益　处
柔软腹股沟,有利于内分泌系统的健康。

14 双角式扭转式变体 1
Parivrtta Prasarita Padottanasana / Wide-leg Forward Bend Twisting

进入体式
❶ 山式站立，吸气，双脚打开一腿远，双臂侧平举，尽量拉长手臂；
❷ 呼气，手扶髋，大拇指朝后，其余四指向前，两肘夹紧；
❸ 吸气，拉长躯干前侧，呼气，俯身向前，身体平行地面后，双手落肩下，手指点地；
❹ 准备好后，右手掌放在头部正下方用力推地；
❺ 吸气，脊柱伸展，呼气，左手带领身体扭转向左向上，从颈椎根处扭转头部向上，看向左手指。

保持要点
❶ 双脚用力踩地，双腿收紧，骨盆摆正；
❷ 脊柱充分伸展，胸腔打开。

出离体式
❶ 呼气，手落下，双手扶髋；
❷ 下一次吸气，起身向上，手落下，并拢双腿，回到山式站立。

益　处
❶ 灵活髋关节和肩关节；
❷ 拉长脊柱；
❸ 打开胸腔；
❹ 强化颈部肌肉。

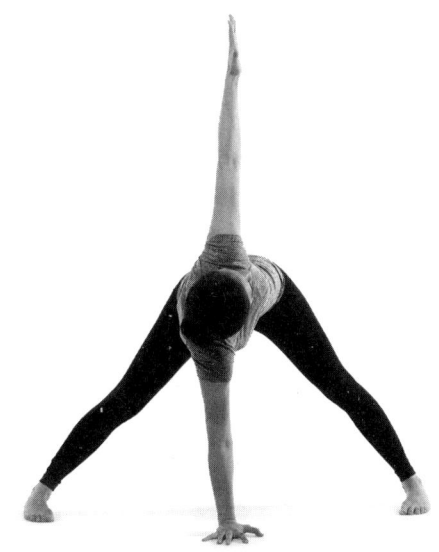

图 1.292　双角式扭转式变体 1

15 简易三角式
Trikonasana / Simple Triangle Pose

进入体式
❶ 站立，双腿分开大于一腿宽，双臂侧平展与肩等高；
❷ 呼气，身体伸展向右侧，转头看左手；
❸ 吸气回正，反侧。

保持要点
❶ 双腿分开大于一条腿宽；
❷ 脚外缘平行，脚内侧用力踩实地面；
❸ 双腿肌肉裹住骨骼，骨盆展开；
❹ 上身向上转；
❺ 手臂保持与肩平，双肩展开；
❻ 转头向上看。

出离体式
❶ 吸气，手臂带回身体；
❷ 呼气，落手臂，同时，收回双腿双脚。

益　　处
❶ 强健腿部肌肉力量；
❷ 打开骨盆，促进盆腔血液循环；
❸ 伸展脊柱，打开胸腔；
❹ 强健双臂肌肉。

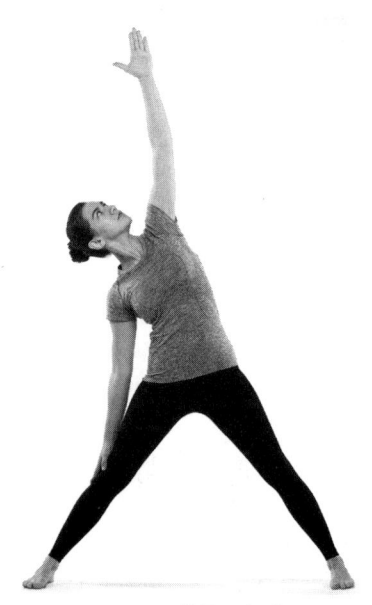

图 1.293 简易三角式

16 三角式变体 1
Trikonasana / Triangle Pose Var.1

进入体式

❶ 站立，吸气，双腿分开大于一腿宽，抬起双臂与肩等高；
❷ 呼气，右脚微内扣，左腿左脚外展 90°；
❸ 吸气，左臂带上身伸展向左侧；
❹ 呼气，左手落于左脚踝上，右臂向上；
❺ 转头，眼睛看向右手指尖。

保持要点

❶ 右脚内侧压实地面，右大腿外旋；
❷ 左脚内侧压实地面，避免小腿向后，左大腿肌肉收紧外旋；
❸ 骨盆打开；
❹ 上身转向上方；
❺ 双臂一线，眼睛向上看，脖颈四周伸展。

出离体式

❶ 吸气，右臂带回上身；
❷ 呼气，带回双脚，落下手臂。

益　处

❶ 强健双腿肌肉力量；
❷ 打开骨盆；
❸ 灵活髋关节；
❹ 提升身体稳定性。

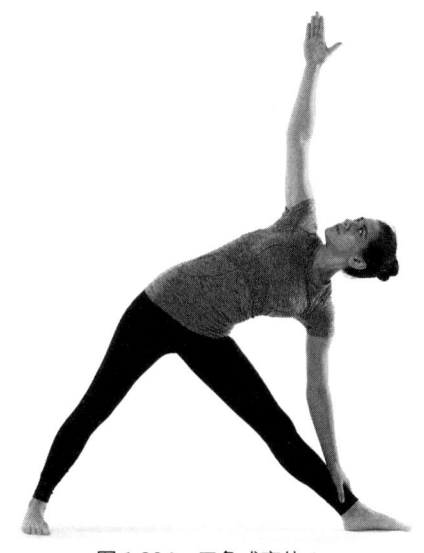

图 1.294　三角式变体 1

17 三角式变体 2
Trikonasana / Triangle Pose Var.2

进入体式

❶ 山式站立，吸气，双腿大大分开；
❷ 双臂侧平举，左脚内扣，右脚向外旋转 90°；
❸ 吸气，右臂向远伸展，呼气，右手落下抓脚踝，左臂上举；
❹ 呼气，左臂内旋倒向右侧，大臂贴住耳朵，转头，望向天空。

保持要点

❶ 双脚踩实，双腿收紧；
❷ 左手臂展开向远处；
❸ 从脖颈根处转头。

出离体式

❶ 吸气，左臂带领身体起身；
❷ 落下双臂，收回双腿，回到山式站立。

益　　处

❶ 强化腿部力量；
❷ 活跃髋关节；
❸ 伸展脊柱。

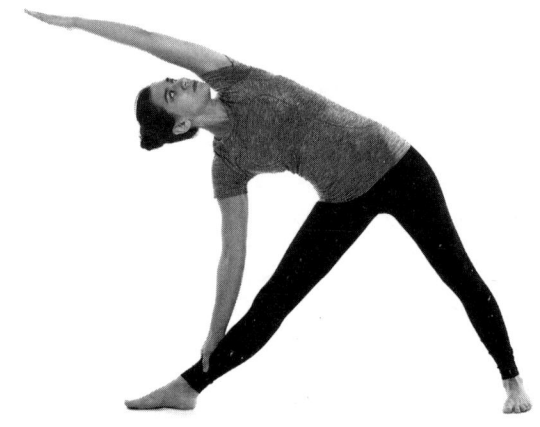

图 1.295　三角式变体 2

18 简易三角扭转式
Parivrtta Trikonasana / Simple Revolved Triangle Pose

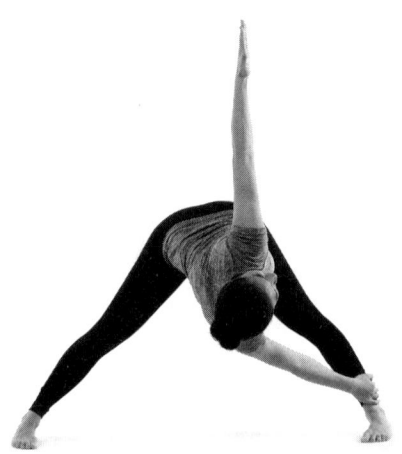

图 1.296 简易三角式扭转

进入体式
❶ 两腿大大打开，两臂平展与肩同高，掌心向下；
❷ 呼气，俯身扭转，右手触碰左脚面，左臂上展，转头向上；

保持要点
❶ 两腿稳定，身体重量均等分布双脚；
❷ 骨盆稳定；
❸ 展胸腔；
❹ 两肩舒展，两臂伸展。

出离体式
吸气，回正身体。

益　　处
柔软、灵活脊柱。

19 三角扭转式变体 1
Parivrtta Trikonasana / Revolved Triangle Pose

进入体式

❶ 站立山式，双腿分开一腿宽，双臂伸展向上；
❷ 右脚内扣 60°，左脚外旋 90°，双臂带身体转向左侧；
❸ 吸气，抬头伸展，呼气，折叠向下，落双手指尖点地，放于脚两侧；
❹ 再次吸气，延展脊柱，呼气，左手扶髋，扭转向左侧；
❺ 双肩上下对齐，展开左臂向上，转头向上看左手方向。

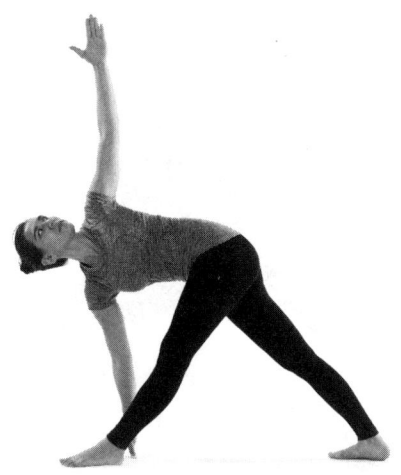

图 1.297　三角扭转式变体 1

保持要点

❶ 保持双腿有力蹬地，维持根基的稳定；
❷ 骨盆保持中正；
❸ 保持脊柱的伸展；
❹ 两肩展开。

出离体式

❶ 呼气，低头眼睛看地面；
❷ 吸气，右臂向前向上伸展，并带动身体转回；
❸ 呼气，双臂带回，收回双腿，回到站立山式。

益　处

❶ 伸展大腿和臀部外侧肌肉；
❷ 按摩下腹部内脏器官。

20 加强侧伸展式变体 1
Parsvottanasana / Intense Side Stretch Pose

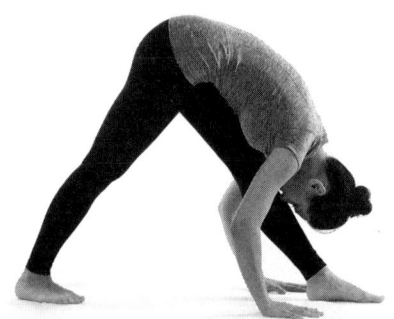

图 1.298　加强侧伸展式变体 1

进入体式

❶ 山式站立，双腿分开一腿远，双臂侧平展；
❷ 吸气，双臂上举合掌，右脚内扣，左脚向外展开 90°；
❸ 呼气，扭转身体转向左侧，吸气，身体伸展；
❹ 呼气，俯身向前，双手放在左脚两侧，身体贴向左腿。

保持要点

双腿用力内旋，脊柱不断伸展。

出离体式

❶ 吸气，双臂向前，带身体起身；
❷ 呼气，转正身体，落下手臂，收回双脚，回到山式站立。

益　处

❶ 强化腿部力量和柔韧性；
❷ 灵活骨盆区域，柔软腹股沟；
❸ 强化脊柱。

21 三角侧伸展式变体 1
Utthita Parsvakonasana / Extended Lateral Pose Var. 1

进入体式
❶ 站立，双腿分开大于一条腿宽，双臂侧平展与肩等高；
❷ 吸气，左脚内扣，右腿外展 90°；
❸ 呼气，曲右膝进入大小腿直角，膝在脚踝正上方；
❹ 吸气，右臂带上身伸展右侧；
❺ 呼气，曲右肘放于右大腿上；
❻ 左臂伸展过头，转头眼睛向上看，下巴朝向左侧腋窝。

保持要点
❶ 左脚内侧踩实地面，左腿外旋；
❷ 右脚用力压地，右膝在脚踝正上方；
❸ 胸腔打开，转动上身向上；
❹ 右肘用力下压右大腿；
❺ 左臂从肩关节处外旋，转头看上方。

出离体式
❶ 吸气，左臂带起身体，呼气，蹬直右腿；
❸ 吸气，转回双脚，呼气，收回双腿，落双臂。

益　处
❶ 强健双腿肌肉力量；
❷ 强健核心肌肉群；
❸ 打开髋关节。

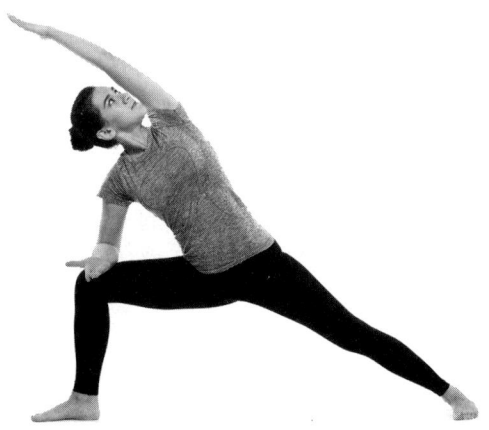

图 1.299　三角侧伸展式变体 1

22 三角侧伸展式变体 2
Utthita Parsvakonasana / Extended Lateral Pose Var. 2

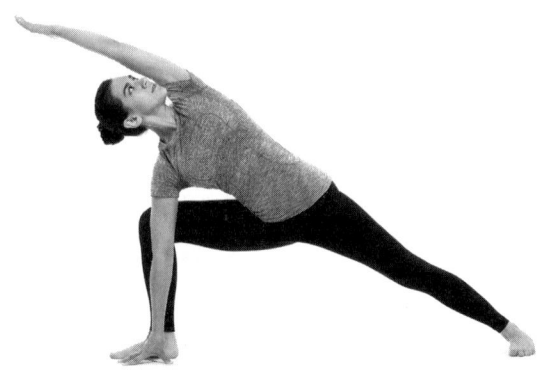

图 1.300　三角侧伸展式变体 2

进入体式
❶ 山式站立准备，双腿打开大于一条腿的距离，双臂侧开举，掌心朝下；
❷ 左脚内扣，右脚处旋至 90°；
❸ 呼气，曲右膝至大腿与地面平行；
❹ 吸气，右臂向右侧伸展；呼气，右手落于右脚内侧；
❺ 吸气，左臂上举内旋；呼气，左臂倒向左耳。

保持要点
右肘推向膝关节。

出离体式
❶ 呼气，落下双手，吸气起身；
❷ 呼气，落下手臂，收回双腿，回到山式站立。

益　处
❶ 灵活脊柱；
❷ 增强消化火力。

23 三角侧伸展式变体 3
Utthita Parsvakonasana / Extended Lateral Pose Var. 3

进入体式
❶ 山式站立准备，双脚打开大于一腿的距离，双臂侧平举，掌心朝下；
❷ 左脚内扣，右腿外旋至 90°；
❸ 呼气，曲右膝至大腿与地面平行；
❹ 吸气，右臂向右侧伸展，呼气，右手落在右脚外侧；
❺ 吸气，左臂上举内旋，呼气，左臂倒向左耳。

保持要点
❶ 左脚外侧要踩实地板，大腿内侧收紧，右膝向外旋开；
❷ 右手指轻轻点地，躯干有向上的力量；
❸ 左侧侧腰向天空的方向推出，下颌内收。

出离体式
❶ 吸气，上侧手臂向上带正身体；
❷ 呼气，收回双腿，落双臂，回到山式站立。

益　处
❶ 打开髋关节；
❷ 强化大腿力量；
❸ 拉伸躯干旁侧。

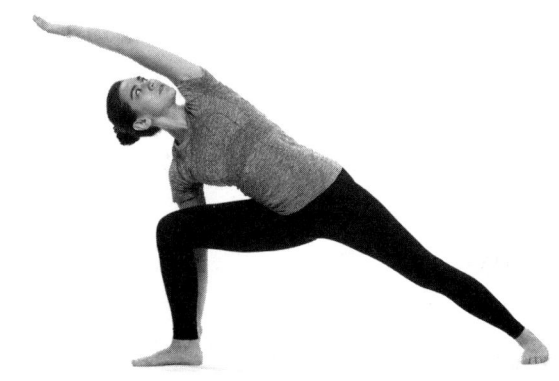

图 1.301　三角侧伸展式变体 3

24 三角侧伸展扭转式变体 1
Parivrtta Parsvakonasana / Revolved Side Angle Pose Var.1

进入体式

❶ 山式站立,双腿分开大于一条腿长,双手扶髋,右脚内扣,左腿从腿根处外旋 90°;
❷ 呼气,曲左膝至大腿与地板平行;
❸ 呼气,转动身体向左,右膝右脚背落地,右手落于右肩正下方;
❹ 吸气,拉长躯干,呼气,左臂带身体向上向左扭转,转头向上望。

保持要点

❶ 呼吸均匀;
❷ 脊柱延长;
❸ 从下背部开始扭转;
❹ 手臂拮抗,展开胸腔。

出离体式

❶ 呼气,收回手;
❷ 后侧脚踩地,蹬直后方腿;
❸ 蹬直前侧腿,回正身体,回到山式站立。

益　处

❶ 柔软脊柱;
❷ 缓解下背疼痛不适;
❸ 强化颈部肌肉。

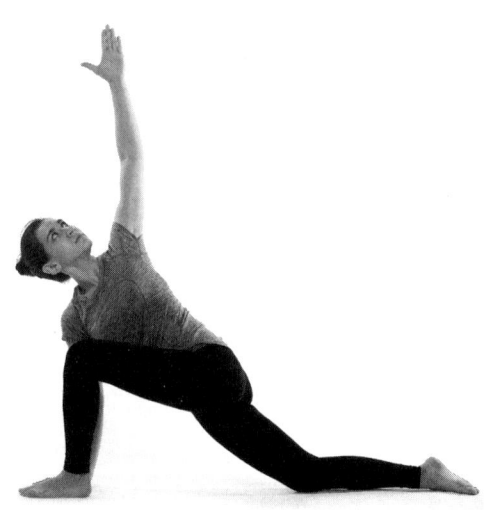

图 1.302　三角侧伸展扭转式变体 1

25 三角侧伸展扭转式变体 2
Parivrtta Parsvakonasana / Revolved Side Angle Pose Var.2

进入体式

❶ 山式站立,双腿分开大于一腿宽,双手扶髋,右脚内扣,左腿从腿根处外旋 90°;
❷ 呼气,曲左膝至大腿与地面平行;
❸ 呼气,转动身体向左,转动身体向左,右大臂抵于左腿外侧,双手合掌于胸前;
❹ 转头向上望。

保持要点

❶ 呼吸均匀;
❷ 脊柱延长;
❸ 从下背部开始扭转;
❹ 手臂拮抗,展开胸腔。

出离体式

❶ 呼气,收回手;
❷ 后侧脚踩地,蹬直后方腿;
❸ 蹬直前侧腿,回正身体,回到山式站立。

益 处

❶ 柔软脊柱;
❷ 缓解下背疼痛不适;
❸ 强化颈部肌肉。

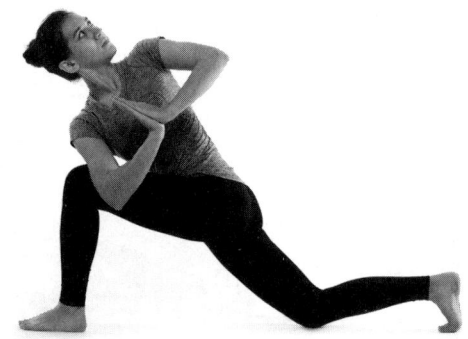

图 1.303　三角侧伸展扭转式变体 2

26 三角侧伸展扭转式变体 3
Parivrtta Parsvakonasana / Revolved Side Angle Pose Var.3

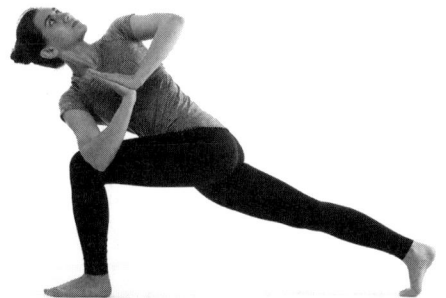

图 1.304　三角侧伸展扭转式变体 3

进入体式

❶ 山式站立准备，双腿打开大于一条腿的距离，双臂侧平举，掌心朝下；
❷ 右脚内扣，左腿外旋至 90°；
❸ 呼气，曲左膝至大腿与地面平行；
❹ 左手扶住左大腿根部，右臂伸展拉长，呼气时扭转向左侧，曲肘抵在左大腿外侧；
❺ 双手合掌于胸前，两掌互推，开胸展肩，使身体充分向左扭转，转头向上看。

保持要点

❶ 前面左腿小腿垂直地面，后腿蹬直，提脚跟蹬脚掌；
❷ 保持身体和脊柱的伸展。

出离体式

❶ 呼气低头，左手扶在左大腿上，右臂带回放松；
❷ 双手扶地，回到奔马式。

益　处

❶ 强化腿部力量；
❷ 坚强扭转按摩腹部内脏器官。

27 简易战士二式
Virabhadrasana 2 / Simple Warrior Pose Var.2

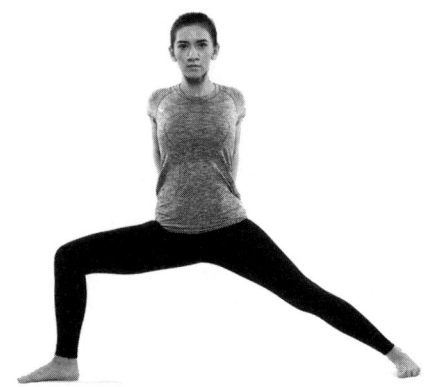

图 1.305　简易战士二式

进入体式

❶ 山式站立，双脚大大分开，双手扶髋，展肩夹肘，躯干正直；
❷ 左脚内扣，右腿从根处向外旋转 90°；
❸ 呼气，朝右脚第二根脚趾方向曲右膝，直至大腿与地面平行。

保持要点

❶ 双脚均匀用力，膝盖指向第二根脚趾的方向；
❷ 躯干正直，手肘后夹，展开胸腔。

出离体式

❶ 吸气，蹬直右腿；
❷ 呼气，回到站立山式。

益　处

❶ 强化大腿肌肉；
❷ 打开髋关节；
❸ 加强心肺功能。

28 战士二式
Virabhadrasana 2/ Warrior Pose Var.2

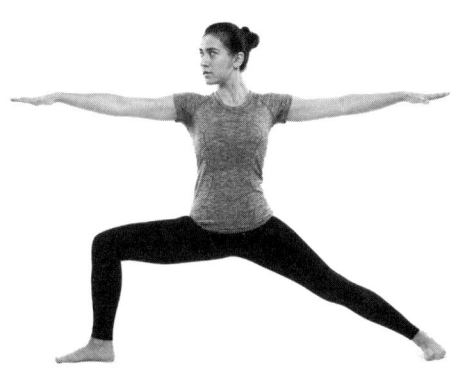

图 1.306　战士二式

进入体式

❶ 山式站立，吸气，双脚大大分开，双臂侧平举，左脚内扣，右脚向外旋开 90°；

❷ 呼气，曲右膝至大腿平行地板，转头向右看。

保持要点

❶ 左脚足弓上提，左大腿收紧；

❷ 右膝向外打开至正对第二根脚趾；

❸ 躯干中正伸展向上，手臂伸展。

出离体式

❶ 吸气，蹬直右腿；

❷ 呼气，收回双腿双臂，回到山式站立。

益　处

❶ 强化腿部力量，强化健膝关节；

❷ 增强心肺功能。

29 战士一式
Virabhadrasana 1 / Warrior Pose Var.1

进入体式

❶ 站立山式，双腿打开大于一腿宽，双臂上举，大臂贴耳朵，掌心相对；
❷ 左脚内扣 60°，右脚外展 90°，转动身体向右 90°；
❸ 吸气，手臂带动身体向上伸展；
❹ 呼吸，缓慢弯曲右膝下蹲，直到右大腿平行地面，小腿垂直地面。

保持要点

❶ 手臂持续向上伸展，拉抻脊柱，避免腰部挤压；
❷ 后腿用力蹬向地面，尾骨下沉。

出离体式

❶ 吸气，蹬直右腿起身；
❷ 右脚内扣，左脚外转，带动身体回正；
❸ 呼气，双臂下落，带回双腿，回到站立山式。

益　处

❶ 锻炼腿部力量；
❷ 提高髋关节灵活性。

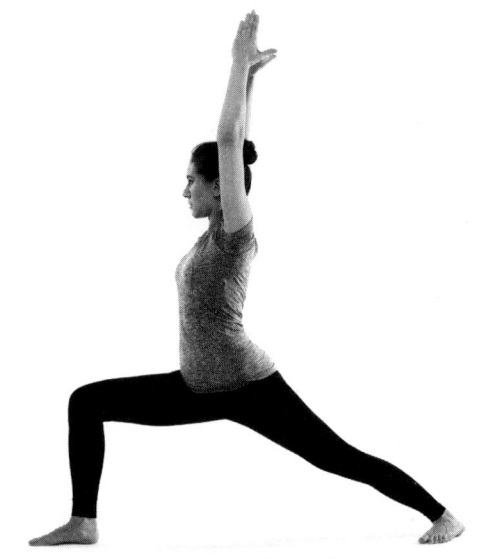

图 1.307　战士一式

30 战士三式变体 1
Virabhadrasana 3 / Warrior Pose 3 Var.3

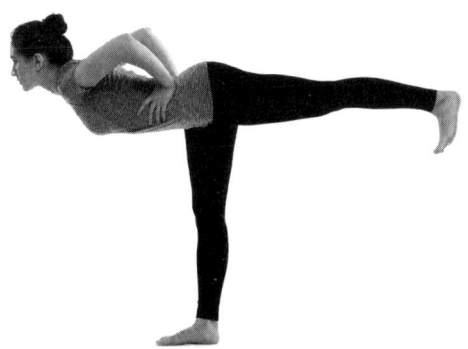

图 1.308　战士三式变体 1

进入体式

❶ 进入战士一式，双手叉腰，夹肘展肩；
❷ 身体前倾伸展，后腿抬离地面，躯干与腿呈一条直线，平行于地面。

保持要点

❶ 支撑腿要有力地蹬直；
❷ 上方抬起的腿大腿内旋远蹬。

出离体式

❶ 呼气，弯曲右膝，将左腿落回地面，回到战士一式。
❷ 手臂带回到身体两侧，蹬直右腿，转正身体，回到站立山式。

益　　处

强壮腿部肌肉力量。

31 战士三式变体 2
Virabhadrasana 3 / Warrior Pose 3 Var. 2

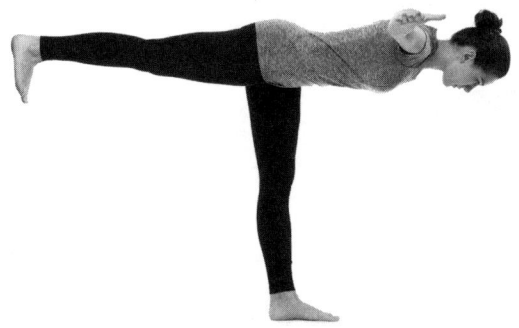

图 1.309　战士三式变体 2

进入体式
❶ 进入战士一式，双手侧平展，掌心向下；
❷ 身体前倾伸展，后腿抬离地面；
❸ 躯干与腿呈直线，平行于地面。

保持要点
❶ 支撑腿要有力地蹬直；
❷ 上方抬起的大腿内旋远蹬；
❸ 手臂两侧平展，抬头向前看。

出离体式
❶ 呼气，弯曲左膝，收回右腿落地回到战士一式；
❷ 手臂带回到身体两侧，蹬直左腿，转正身体，回到站立山式。

益　　处
❶ 强壮腿部力量；
❷ 锻炼平衡能力和协调性。

32 战士三式变体 3
Virabhadrasana 3 / Warrior Pose 3 Var. 3

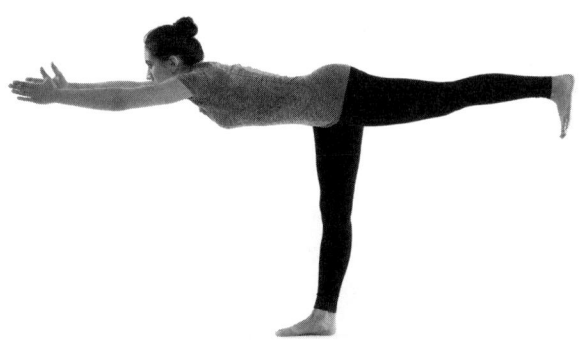

图 1.310　战士三式变体 3

进入体式
❶ 进入战士一式，双臂上举，掌心相对；
❷ 身体前倾伸展，后腿抬离地面，躯干与腿呈直线，平行于地面。

保持要点
❶ 支撑腿要有力地蹬直；
❷ 上方抬起的腿大腿内旋远蹬；
❸ 手臂向前伸展，抬头向前看。

出离体式
❶ 呼气，弯曲右膝，收回左腿回到战士一式；
❷ 手臂带回身体两侧，蹬直右腿，转正身体，回到站立山式。

益处
❶ 强壮腿部力量；
❷ 锻炼平衡能力和协调性。

33 侧轮式
Ardhakati Cakrasana / Half Wheel Pose

进入体式
❶ 山式站立；
❷ 吸气，伸展左臂向上，呼气，左臂带上身伸展向右侧；
❸ 转头看向左上方。

保持要点
❶ 双脚用力踩地，双腿并拢内旋，重量均等分布在双腿；
❷ 骨盆摆正；
❸ 上身转向上方，收下巴转头向上看。

出离体式
❶ 吸气，左臂带回上身；
❷ 呼气，落回左臂。

益 处
脊柱左右侧弯，拉长脊柱两侧。

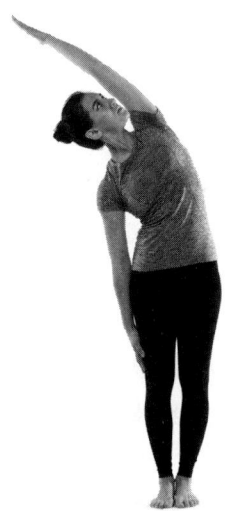

图 1.311　侧轮式

34 树式变体 1
Vrksasana / Tree Pose Var. 1

进入体式

❶ 山式站立,将右脚放于左大腿内侧,右膝外展;
❷ 吸气,手臂经体侧胸前合掌,掌心相对;
❸ 目视前方。

保持要点

❶ 右膝外展;
❷ 骨盆打开,摆正;
❸ 手臂伸直,带脊柱充分拉伸;
❹ 眼睛看向前方固定一点。

出离体式

手臂落下,右脚落地。

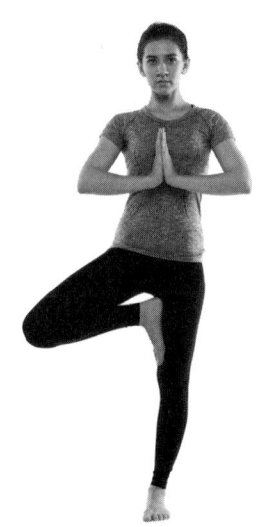

图 1.312　树式变体 1

益　　处

❶ 锻炼身体的平衡性;
❷ 使头脑平静专注,使呼吸平静。

35 树式变体 2
Vrksasana / Tree Pose Var. 2

进入体式
❶ 山式站立,将右脚放于左大腿内侧,右膝外展;
❷ 吸气,手臂经体侧上举,掌心相对;
❸ 目视前方。

保持要点
❶ 右膝外展;
❷ 骨盆打开,摆正;
❸ 手臂伸直,带脊柱充分拉伸;
❹ 眼睛看向前方固定一点。

出离体式
手臂落下,右脚落地。

益　处
❶ 锻炼身体的平衡性;
❷ 使头脑平静专注,使呼吸平静。

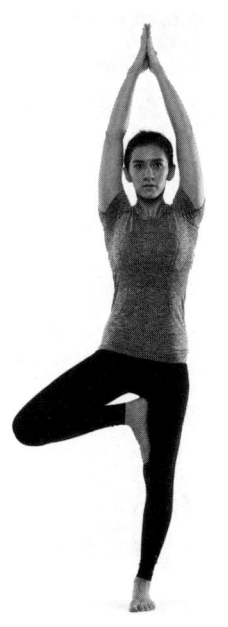

图 1.313　树式变体 2

36 树式变体 3
Vrksasana / Tree Pose Var.3

进入体式
❶ 站立山式，曲左膝，左脚脚掌贴住右大腿内侧；
❷ 双手在背后抱臂。

保持要点
❶ 脊柱伸展，骨盆摆正，展肩挺胸，头颈中正；
❷ 两眼目视前方。

出离体式
❶ 吸气，打开双臂；
❷ 呼气，手臂带回身体两侧；
❸ 呼气，放下左腿，回到站立山式。

益 处
❶ 强健腿部力量；
❷ 提高平衡能力；
❸ 提高专注力。

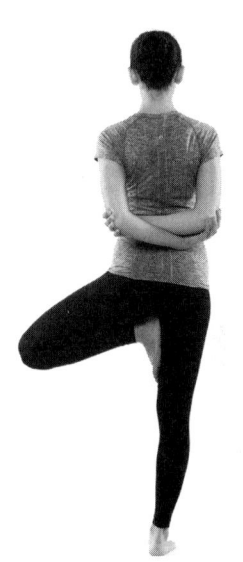

图 1.314　树式变体 3

37 半莲花树式
Ardha Padma Vrksasana / Half lotus Tree Pose

进入体式

❶ 站立山式,曲右膝,右腿盘莲花贴住左大腿前侧;
❷ 吸气,双臂向上伸展,大臂贴耳朵,两掌心相对。

保持要点

❶ 脊柱伸展,骨盆摆正,展肩挺胸,头颈中正;
❷ 两眼目视前方。

出离体式

❶ 吸气,打开双臂;
❷ 呼气,手臂带回身体两侧;
❸ 呼气,放下右腿,回到站立山式。

益　处

❶ 强健腿部力量;
❷ 提高平衡能力;
❸ 提高专注力。

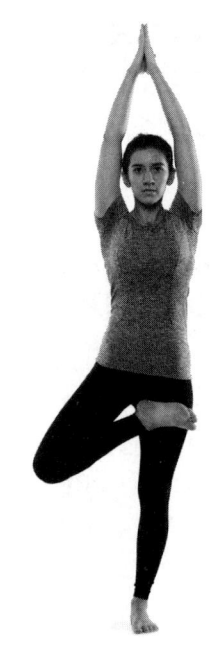

图 1.315　半莲花式

38 鹰式
Garudasana / Eagle King Pose

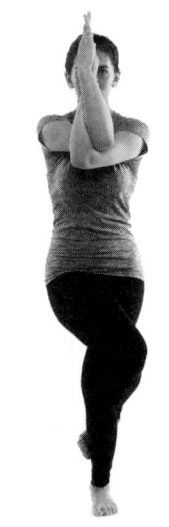

图 1.316　鹰式（正面）

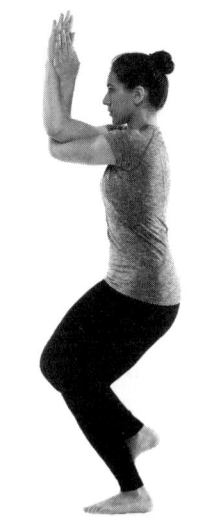

图 1.317　鹰式（侧面）

进入体式
❶ 站立，呼气，曲双膝，吸气，抬右腿盘绕左腿；
❷ 双臂盘绕，双掌合掌。

保持要点
❶ 脊柱延长，腹股沟内陷；
❷ 保持手肘上提，大臂与地板平行，小臂与地板垂直。

出离体式
吸气，解开双手双腿，伸直双腿，回到山式站姿。

益　　处
强壮脚踝、膝关节、髋关节、手腕、手肘及肩关节。

39 站立半锁腿式
Utthita Ardha-Pavanmuktasana / Standing Half Wind- releasing Pose

进入体式
❶ 山式站立，吸气，曲右膝向上，十指交叉抱膝；
❷ 呼气，右腿贴紧胸腹。

保持要点
❶ 左腿蹬直收紧；
❷ 双手用力拉近右腿；
❸ 双肩后展，胸腔上提。

出离体式
呼气，松开双手，右脚落地，回到山式站立。

益　处
❶ 强化脚部力量；
❷ 增加平衡感。

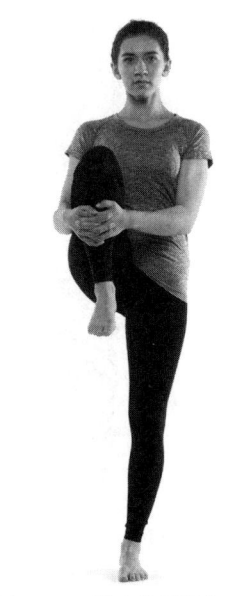

图 1.318　站立半锁腿式

40 站立手到膝式
Utthita Hasta Januasana / Standing Hand to Knee Pose

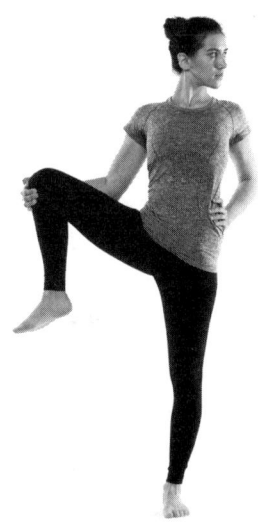

图 1.319 站立手到膝式

进入体式
❶ 山式站立，吸气，曲右膝，左手扶腰，右手抱膝；
❷ 呼气，右膝向右侧平展，头转向左侧。

保持要点
❶ 左腿蹬直，左髋稳定；
❷ 右膝右展。

出离体式
吸气，右膝收回，呼气，落下右腿，回到站立山式。

益　处
❶ 强化平衡能力；
❷ 展开骨盆。

41 半舞王式
Ardha-Natarajasana / Half Lord of the Dance Pose

进入体式
❶ 山式站立,左臂上举指向天空;
❷ 吸气,曲右膝,右手外旋抓右脚内侧,身体直立。

保持要点
❶ 左腿蹬直;
❷ 骨盆摆正。

出离体式
呼气,落下右腿左臂,回到站立山式。

益 处
强化平衡感。

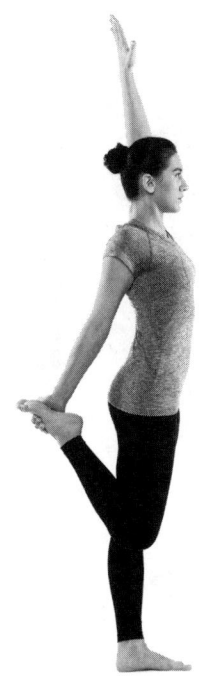

图 1.320　半舞王式

42 舞王式变体 1
Natarajasana / Lord of the Dance Pose

进入体式

❶ 半舞王式准备；
❷ 吸气，右腿向后向上抬起。

保持要点

❶ 左腿要蹬直；
❷ 右大腿向后向上，右髋向前；
❸ 右肩膀向前，两肩平展。

出离体式

呼气，落下手脚，回到山式站立。

益　处

❶ 强化平衡感；
❷ 拉长大腿前侧；
❸ 打开前腹股沟；
❹ 打开胸腔；
❺ 增加腰椎灵活性。

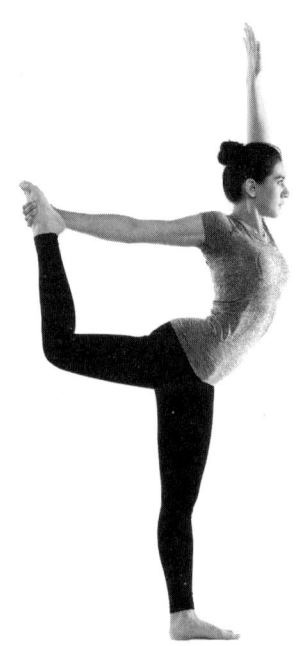

图 1.321　舞王式变体 1

43 手抓大脚趾式变体 1
Saral Utthita Hasta Padangusthasana / Simple Hand to Big Toe Pose Var.1

进入体式
❶ 山式站立，右手扶右髋；
❷ 曲左膝向上，左手抓握左脚大脚趾。

保持要点
❶ 右脚内侧踩实地面，右大腿内旋，大腿用力向后推；
❷ 左脚内侧用力下压，外侧向回拉，使左膝不外展；
❸ 腹腔、胸腔正朝前方；
❹ 双肩同时后旋，双肩对齐。

出离体式
❶ 呼气，右臂落下；
❷ 解开左手，回落左脚。

益　处
❶ 增加身体的平衡感；
❷ 灵活髋关节；
❸ 培养专注力。

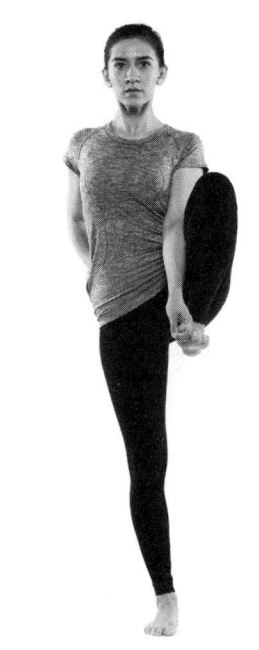

图 1.322　手抓大脚趾式变体 1

44 手抓大脚趾式变体 2
Saral Utthita Hasta Padangusthasana / Simple Hand to Big Toe Pose Var.2

进入体式
❶ 山式站立，左手扶左髋；
❷ 曲右膝向上，右手抓握右脚大脚趾；
❸ 伸展左臂向上。

保持要点
❶ 左脚内侧踩实地面，左大腿内旋，大腿用力向后推；
❷ 右脚内侧用力下压，外侧向回拉，使右膝不外展；
❸ 腹腔、胸腔正朝前方；
❹ 双肩同时后旋，双肩对齐；
❺ 上方手臂伸直。

出离体式
❶ 呼气，左臂落下；
❷ 解开右手，回落右脚。

益　处
❶ 增加身体的平衡感；
❷ 灵活髋关节；
❸ 培养专注力。

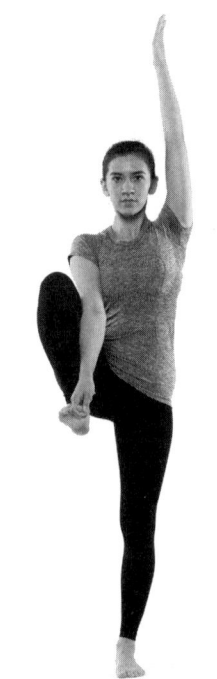

图 1.323　手抓大脚趾式变体 2

45 手抓大脚趾式变体 3
Utthita Hasta Padangusthasana / Extended Hand to Big Toe Pose Var.3

进入体式
❶ 站立山式；
❷ 曲右膝向上，右手抓握右脚大脚趾，右腿向前蹬出；
❸ 吸气，左臂向上伸展，大臂靠近耳朵。

保持要点
❶ 左脚内侧用力向下蹬地，保持重心的稳定；
❷ 右手右脚保持拮抗，右腿保持蹬直；
❸ 左手臂向上伸展，左肩下沉；
❹ 挺胸展肩，目视前方。

出离体式
❶ 收回右腿；
❷ 呼气，左臂放回体侧；
❸ 松开右手，放下右脚，回到站立山式。

益　　处
❶ 强化腿部力量；
❷ 增强平衡能力；
❸ 提高髋关节灵活能力。

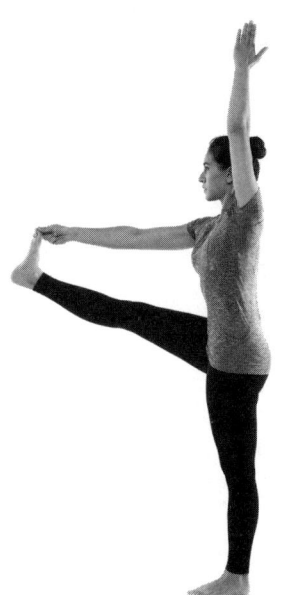

图 1.324　手抓大脚趾式变体 3

46 手抓大脚趾式变体 4
Utthita Hasta Padangusthasana / Extended Hand to Big Toe Pose Var.4

进入体式
❶ 站立山式，双手叉腰，曲右膝向上；
❷ 右手抓握右脚大脚趾，吸气将右腿蹬直；
❸ 呼气，将右腿向右侧打开，左臂平展。

保持要点
❶ 左脚内侧用力向下蹬地，保持重心的稳定；
❷ 右手右脚保持抗拮，右髋下压，右肩向上提；
❸ 左手臂展肩左肩下沉；
❹ 挺胸展肩，目视前方。

出离体式
❶ 吸气，将右腿带回正前方；
❷ 呼气，曲右膝，松开右手，放下右脚，回到站立山式。

益　处
❶ 强化腿部力量；
❷ 增强平衡能力；
❸ 提高髋关节灵活能力。

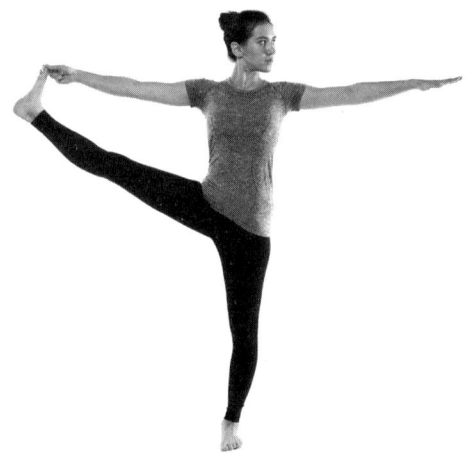

图 1.325　手抓大脚趾式变体 4

第二章 清洁法

第一节　狮子式

狮子式，梵文名称是"Simhasana"，是在模仿一头愤怒的狮子。人在生气的时候会感受身体发热或者面部通红，所以在模仿愤怒的狮子式时也会带来这样的体验感，从视觉上有震感的效果（如图 2.1、图 2.2 所示）。

具体做法：

① 跪立准备，提前准备好纸巾；

② 将脚踝上下交叉，上面足跟抵住会阴，让足跟和会阴保持压力；

③ 前侧膝盖略微分开，侧面枕骨到骶骨保持一条斜线，双手放在膝盖上，双肩展开；

④ 闭目调息，深长吸气，呼气，低头，下颌抵靠喉咙底端，舌头拓宽伸展向下，十指大大地分开，手肘伸直；

⑤ 视线看向眉心，发出怒吼声（如有黏液及时擦拭）；

⑥ 完成后，缓慢深吸气，闭目调息让呼吸顺畅。

练习过程中，会感到面部红润、发热；感官唤醒，敏锐，头脑清醒；整条脊柱会有发热感。

益处：

① 增加面部的血液循环，改善肤色；

② 减少面部的细小皱纹，起到美容的效果；

③ 狮子式应该放在清晨第一个练习来完成，早晨喉咙中的黏液很多，它可以消除喉咙以及整个呼吸道的黏液，使呼吸更顺畅；

④ 调整喉咙的肌肉，防止打鼾现象；

⑤ 有助于下行气上行，帮助能量进入中脉，给身体带来轻盈感，去除身体的慵懒，头脑的昏沉，提升觉知力；

⑥ 有益于抑郁人群，意志力薄弱的人，提升意志力。

禁忌：

① 经血量过多的人，生理期不可以练习；

② 高血压、心脏病患者不适宜练习（因为练习过程中会提升血压，需要避免）。

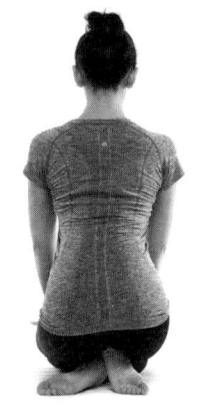 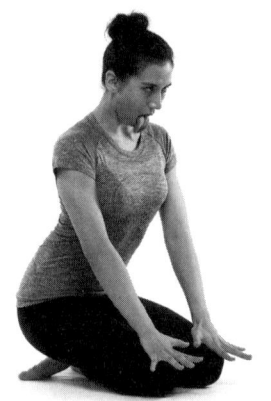

图 2.1　狮子式（背面）　　　图 2.2　狮子式（侧面）

第二节　圣光调息

圣光调息，亦称前脑洁净术，梵文名称为"Kapalabhati"。圣光调息是《哈他之光》中六种清洁法之一，对身体的作用显著。其不仅可以清洁呼吸系统，还对头颅、大脑等部位产生积极的作用，甚至可以影响到身体末梢的毛细血管。长期习练圣光调息法结合清理经络呼吸控制法，被实践证明可以控制和疗愈很多疑难疾患。

具体做法：

① 盘坐，挺直后背，放松两肩和两臂；

② 收缩腹部，主动呼气（如图 2.3 所示），放松腹部，被动吸气（如图 2.4 所示），过程中快速、重复地主动呼气，被动吸气，伴随腹部的起伏，下腹部腹壁肌群主动、迅速地向内收缩，带动横膈膜向上提升，引起肺脏迅速地收缩，迅速地呼气，产生一种相对的真空状态；

③ 吸气时，空气自然地进入肺部，腹腔壁自动松懈，是被动完成的，呼吸应该像铁匠用的风箱的抽压运动，当风箱闭合时，空气排出，当风箱打开时，由于内部形成的真空作用，空气被吸入。

④ 建议初阶练习者练习时，呼吸频率为 1 次 / 秒,15~20 次 / 轮,3 轮 / 天。练习圣光调息时，吸气是用力进行呼气后的自然反应（反作用）。

益处：

① 快速呼吸提升身体含氧量，净化脑脊液，增强对大脑的按摩作用；

② 按摩腹部内脏器官，促进消化，增强心肺功能；

③ 使两鼻道畅通，清洁鼻窦和头部。

禁忌：

① 空腹练习，女性月经期和怀孕期不要做此练习；

② 练习时只听得见呼气声，听不到吸气声；

③ 如果在练习时发生了眩晕，属初学阶段正常现象，不必紧张。如果这种情况出现，停止练习，采用缓慢的腹式呼吸，静坐一会儿，待复原后再次进行练习。

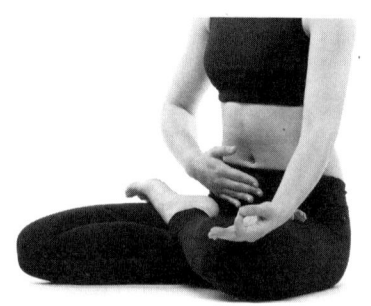 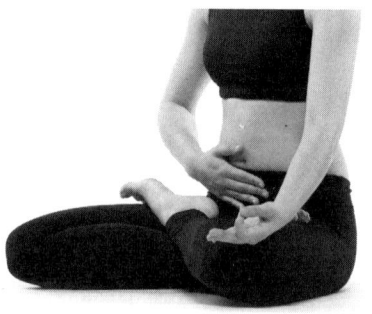

图 2.3 圣光调息呼气演示图　　　　图 2.4 圣光调息吸气演示图

第三节　收腹收束

收腹收束法和火的扩张练习虽然不属于《哈他之光》所介绍的六种清洁法，但是按照印度卡瓦拉达翰慕瑜伽研究学院所传承的瑜伽体系，是作为清洁法进行练习的。

收腹收束法，梵文为"Uddiyana Bandha"，在《哈他之光》中的经典描述如下：

> Udare pascimam tanam nabherurdhvam ca karayet/
> Uddiyano hyasau bandho mrtyumatangghakesari//（Hp Ⅲ-56）
> 腹部向后牵拉，向上提升到肚脐以上的位置。这就是收腹收束（Uddiyana Bandha），征服大象（死亡）的狮子。
> ——《哈他之光》第三章第 56 节

具体做法：

① 站立姿势，双脚分开一肩宽，微曲膝，手放在膝上；

② 吸气后完全呼气，然后屏息，半抬上身，随之腹部自然内收，横膈上提；

③ 最后，站直身体，放松横膈后，缓慢吸气（如图 2.5、图 2.6 所示）。

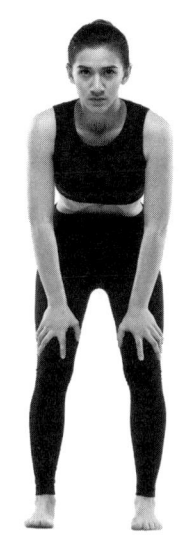

图 2.5 收腹收束（正面）

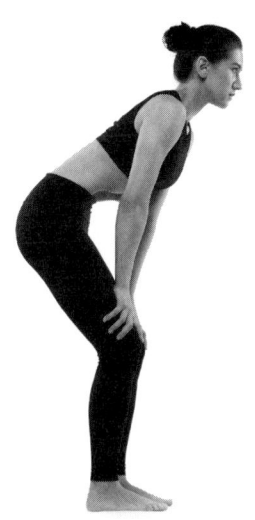

图 2.6 收腹收束（侧面）

第四节　火的扩张

火的扩张的梵文名称是"Agnisara & Vahnisara",其在印度经典典籍中表述如下:

Nabhigranthim meruprsthe satavaram ca karayet/
Udaryamamayam tyaktva jatharagnim vivardhayet//（Gs-19）

把肚脐朝脊柱方向推动 100 次,这样,可以消除腹部的疾患,增加消化的火力。

——《格雷达本集》第一章第 19 节

按照印度卡瓦拉达翰慕瑜伽研究学院对《格雷达本集》（Gheranda Samhita）的注释,从练习的角度看,梵文"Satavaram"应该理解为"多次""数次"。

具体做法:

① 站立姿势,双脚分开一肩宽,稍曲膝,两手搭在双膝上;

② 吸气后完全呼气,屏息,上身直立,缓慢用力将整个腹部推出,然后再缓慢用力地收缩腹部向内;

③ 重复推动数次之后,站直身体,放松横膈,缓慢吸气。

学习之初,可坐立练习（如图 2.7、2.8 所示）。

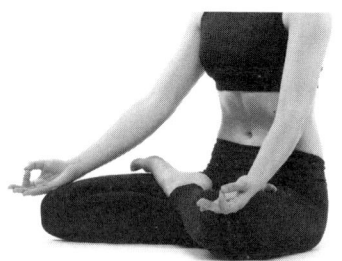 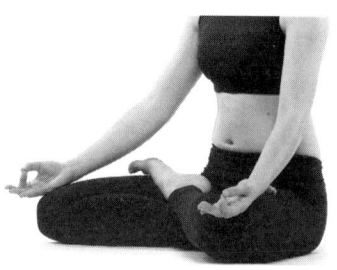

图2.7　火的扩张（1）　　　　图2.8　火的扩张（2）

第五节　清洁法习练建议

瑜伽清洁法可以帮助习练者净化身体，排出身体毒素。每一种清洁法针对性清洁身体的不同部位器官，其各自习练的时间规律也不完全相同。通过连续练习熟练掌握后，

1. 可以每日习练的清洁法

① 收腹收束法（Uddiyana bandha）；

② 火的扩张（Agnisara）；

③ 圣光调息法（Kapalabhati）；

④ 一点凝视法（Trataka）。

2. 只要在需要时才习练的清洁法

涅涕法（Neti）

① 绳涅涕法（Sutra Neti）；

② 水涅涕法（Jala Neti）。

第三章 呼吸控制法

第一节　呼吸控制法的科学研究

呼吸控制法不是单纯的呼吸训练，它通过对呼吸的调节和引导，达到对体内精微生命能量的唤醒和激发。我们的整个身体、行为、意识和情感都基于生命能量的存在，然而这种能量的外在显现是以呼吸的形式。由于生命能量的存在状态极其精微，很难找到精准的语言或者文字去描绘，对于它的真实感知，只属于那些长时间持续练习的瑜伽修行者。

通常，我们在判定一种锻炼方式的生理学价值时，都要看它是否能给予锻炼者健康。带来健康的程度越大，那么这种锻炼方式的价值自然就越高。

当我们研习印度瑜伽古老的典籍，尤其是与呼吸控制法功效相关的论述时，会读到：经过长期的呼吸控制法的习练，全部的身体功能都会得到改善。

① 身体变得柔韧；

② 消化、吸收以及新陈代谢的功能都变得正常及高效，我们的身体可以尽可能地吸取食物中的营养成分并充分地利用它，废物（尿液、粪便）在体内的堆积的代谢量也随之减少；

③ 汗液排量减少，而且绝不会有讨厌的汗臭味；

④ 习练者感觉活力十足；

⑤ 习练者整体的皮肤状况得到改善；

⑥ 所需睡眠减少，同时可以有效地控制性欲；

⑦ 呼吸控制法同时也影响人的意识，增强人的专注力；

⑧ 呼吸控制法还可以帮助人们平复情绪的波动，使思想意识完全平和

安宁。

瑜伽修行者们虔诚而严谨地练习呼吸控制法,并以亲身的经历验证了所有这些功效。当我们想去理解这些功效的基本原理时,许多相关的问题就需要得到满意的解答。例如,如果可能的话,首先肯定这些功效都会在长期习练呼吸控制法后得到实现。问题是:什么时候这些功效会出现?导致这些功效产生的背后的心理和生理机制是什么?不同的呼吸控制法,技巧究竟在多大程度上起到以上功效?诸如此类的问题还会有很多。让我们试着去证明上述的功效!

呼吸,是生命以及能量的主要来源。只要一息尚存,我们就可以说这个人是活着的。当呼吸完全停止,生命也就随之中止了。所以,通过有效地使用呼吸控制法,可以尽量地去控制呼吸及生命能量,就像《哈他之光》中所讲:

> Yavadvayuh sthito dehe tavajjivanamuchyate/
> Maranam tasya nishkrantistato vayum nirodhayet//(HP Ⅱ-3)
> 生命的能量(vayu)在体内运行,生命就存在;生命的能量(vayu)停止了运行,就意味着生命的消亡。因此,应该控制和调节的生命能量(vayu)。
>
> ——《哈他之光》第二章第 3 节

通常来讲,当呼吸的时候,我们的胸腔和横膈膜都在运动,这些运动是相互依赖、相互影响的。一般来说,很难单独运动胸腔和横膈膜,但是,通过呼吸控制法的练习,习练者可以用一些特殊的技巧来解决这个难题。练习单独运动胸腔和横膈膜,可以帮助练习者增强胸腔和横膈膜肌肉的控制能力,这在不同阶段的呼吸控制法练习中是很必要的。

在正常呼吸的时候，胸腔和腹腔内的压力都是随呼吸增减的。在不同阶段的呼吸控制法中，这个压力会更为强烈且有效，形成对不同内脏器官强有力的按摩效应。这个按摩效应也会增强内脏器官的血液循环，进而促进这些器官的生理功能，并且激活在腹腔内胸膜及腹膜的内层神经末梢，同时也会引起诸多内脏器官的多种神经反应。

呼吸控制法的练习对体内净化器官的功效是非常显著的。从身体的角度看，呼吸控制法是对呼吸系统肌肉及肺部的锻炼。通过每天几次的最大幅度地展开胸廓以及最大限度地扩张肺部，呼吸肌和肺部得到了充分的锻炼，并能够令人满意地发挥其相应的功能。

血氧含量对一个人的健康来说是至关重要的。呼吸控制法对于供氧量的提高十分有效，它对于提高血液中氧气供给的能力是其他锻炼无法比拟的。这不是因为呼吸控制法练习过程中练习者吸入大量的氧气，而是因为通过呼吸系统的训练对练习者训练之后的 24 小时产生更为深远的影响。在呼吸控制法练习的过程中，练习者吸入的氧气量较少。呼吸控制的练习帮助训练呼吸器官，使其在训练之余的时间里可以更有效地工作，这样吸入氧气的总量就比通常不练习情况下有明显的提升。

至于血液循环方面，充足的血液供给极为合理地把新鲜血液分配给神经及腺体，保障了它们的健康。呼吸控制法的练习，尤其是风箱式呼吸控制法可以非常好地促进血液的流通，使得血液的质量也得到显著的提升。充足且高质量的血液被输送到各腺体，使各腺体更加健康。同样的道理，我们的大脑、脊髓、脑神经、脊神经和交感神经系统经过充分的血液滋养，都会变得更加健康。

呼吸控制法作用于精神领域的价值同样不可低估，即使目前还没有得到充分的科学论证。呼吸控制法练习时加入三个收束法（收颌收束、收腹收束、会阴收束），对于唤醒生命的潜能（昆达里尼能量）是非常有效的。

第二节　呼吸控制法准备练习

一、几种不同的呼吸方式

1. 腹式呼吸

① 冥想坐姿坐好，脊柱直立伸展，两膝不要高过髋关节，要使腹部有充分的起伏空间（如图 3.1 所示）；
② 一手放在腹部，另一手放在胸部；
③ 吸气，腹部向外鼓起，胸部不动；
④ 呼气，腹部向内收回；
⑤ 通过感受两手的位置检查自己的练习是否正确；
⑥ 重复练习 10 次，呼吸尽量缓慢深长；
⑦ 练习结束后放松，恢复自然呼吸。

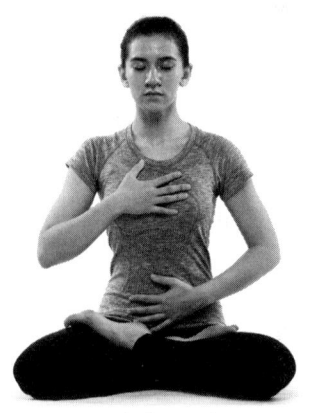

图 3.1　腹式呼吸演示图

2. 胸式呼吸

① 冥想坐姿坐好，脊柱直立伸展，两膝不要高过髋关节，使腹部有充分的起伏空间；
② 一手放在腹部，另一手放在胸部；

③ 吸气时腹部先鼓起一些，之后稳定不动；

④ 继续吸气胸部扩展（注：在胸部扩展的过程中腹部不可向内收回）；

⑤ 吸满气之后呼气，呼气时胸腹可按任意顺序回归：胸部先落回腹部继之，腹部先收回胸部继之，或者胸腹部一起落回；

⑥ 尽量使呼吸深长缓慢，借助两手的位置检查自己的练习是否正确；

⑦ 完成10次练习之后放松，恢复自然呼吸。

3. 肩式呼吸

① 冥想坐姿坐好，脊柱直立伸展，双手放在膝上；

② 在练习过程中，注意力应始终关注肩锁部位的肌肉；

③ 吸气时双肩缓慢向上提，向外展，微微向后旋；

④ 呼气时双肩落回，微向前勾；

⑤ 重复练习10次之后放松，恢复自然呼吸。

4. 完全式呼吸（瑜伽式呼吸）

① 冥想坐姿坐好，脊柱直立伸展，两膝不要高过髋关节，使腹部有充分的起伏空间；

② 一手放在腹部，另一手放在胸部；

③ 吸气时腹部先鼓起一些，之后稳定不动；

④ 继续吸气胸部扩展（注：在胸部扩展的过程中腹部不可向内收回）；

⑤ 继续吸气两肩扩展，吸满气之后开始呼气；

⑥ 呼气时肩、胸、腹部可按任意顺序回归：先收肩再收胸再收腹、腹部先落胸部再落肩部再落，或者三者一起回落；

⑦ 尽量使呼吸深长缓慢，借助两手的位置检查自己的练习是否正确；
⑧ 完成 10 次练习之后放松，恢复自然呼吸。

5. 呼吸控制法专用呼吸

① 冥想坐姿坐好，脊柱直立伸展，两膝不要高过髋关节，使腹部有充分的起伏空间；
② 一手放在腹部，另一手放在胸部；
③ 放松身体，特别是放松腹部，让腹部停留在初始位置不动；
④ 缓慢吸气，胸廓逐渐向各个方向扩展，缓慢呼气，胸部逐渐落回（在吸气和呼气的过程中，腹部始终保持在原位不动）；
⑤ 借助两手的位置检查自己的练习是否正确；
⑥ 完成 10 次练习之后，放松身体，恢复自然呼吸。

二、呼吸控制法准备练习

在练习呼吸控制法之前要先做若干准备练习，练习者可以根据实际情况和时间安排选择全部练习或者部分练习。一般常做的准备练习包括：狮子式、舌锁功、梵天契合法、圣光调息。

1. 舌锁功

（1）要点
① 冥想坐姿坐好，展肩直背，手落膝上；
② 舌面平展，用力贴紧上颚（保持住，不要急于松落）；

③ 保持舌的紧贴状态，用力拉下巴和腮向下，与舌形成拮抗之势；

④ 在对峙中充分体会整个喉咙被强烈拉展直至喉咙根部；

⑤ 片刻之后，舌头终于不敌下巴的拉力，被迫离开上颚，同时发出清脆的声响；

⑥ 重复练习10次（如图3.2、图3.3所示）。

注：发声是否响亮并不重要，重点在于强烈的拉展和片刻的拮抗。

（2）益处

① 清洁喉咙，消除局部多余的黏液，有利于气息顺畅通行；

② 调动及锻炼喉咙的肌肉，为呼吸控制法的练习做好准备；

③ 促进声带及喉咙的健康，改善嗓音。

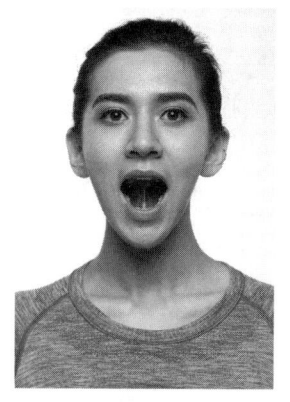 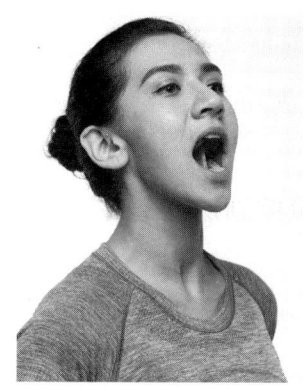

图 3.2　舌锁正面演示图　　　　图 3.3　舌锁侧面演示图

2. 梵天契合法

（1）要点

① 冥想坐姿坐好，双手结智慧手印落在膝上，闭上眼睛；

② 脊柱直立伸展，头颈中正，转肩向后沉肩向下；

③ 头部缓慢地依次向左、右、上、下四个方向转动：

向左→回正→向右→回正→后仰→回正→低头→回正（此为一轮，依情况可连续练习 3~5 轮）；

④ 动作需尽量缓慢而连贯，完成一轮应至少用时 1 分钟，且转动过程中不得有任何停顿。

（2）益处

① 放松颈椎及颈部肌肉，放松喉咙，从身体层面为呼吸控制法的练习做好准备；

② 在此练习过程中，呼吸会变得自然缓慢深长，头脑变得更平静专注，从而为呼吸控制法练习做好心理层面的准备；

③ 培养耐心及正确的练习态度，使后面的呼吸控制法练习取得更好的效果。

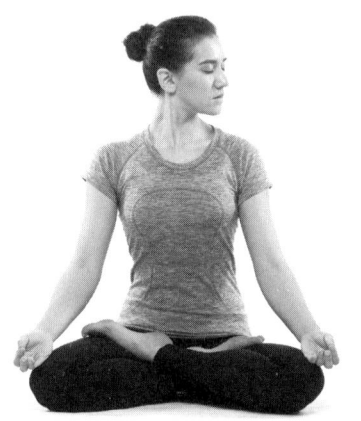

图 3.4　梵天契合法（1）

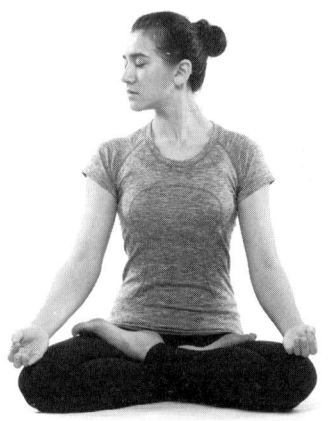

图 3.5　梵天契合法（2）

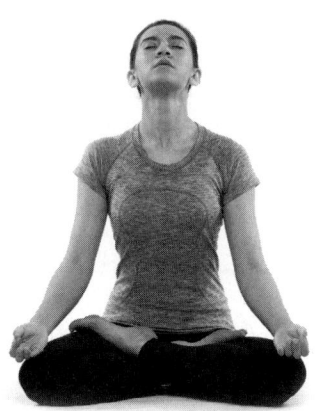 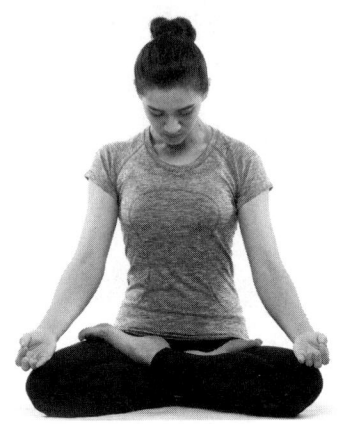

图 3.6　梵天契合法（3）　　　　图 3.7　梵天契合法（4）

第三节　四种呼吸控制法

一、清理经络呼吸控制法（Nadi Shuddhi）

1. 经典论述

Baddhapadmasano yoghr pranam candrena purayet/
Dharayitva yathasakti bhuyah suryena recayet//（Hp Ⅱ-7）

采取莲花坐姿（Padmasana），瑜伽修习者（yogi）应通过左鼻孔（Candra，月亮脉）吸气，按照他自己的能力屏息（Kumbhaka），应该通过右鼻孔（Surya，太阳脉）呼气。

——《哈他之光》第二章第 7 节

Pranam suryena cakrshya purayedudaram sanaih/
Vidhivat kumbhakam krtva punascandrena rechayet//（Hp Ⅱ-8）

然后，他应该再次从右鼻孔（Surya，太阳脉）吸气，充满整个胸部，按照自己的能力屏息（Kumbhaka）后，通过左鼻孔（Candra，月亮脉）呼气。

——《哈他之光》第二章第 8 节

Yena tyajettena prtva dharayedatirodhatah/
Recayecca tato'anyena sanaireva na vegatah//（Hp Ⅱ-9）

通过已经呼气的鼻孔吸气，按照他自己的能力保持气息（Kumbhaka），不要抑制呼气的冲动，应该通过另外一个鼻孔缓慢地，而不是急促地呼气。

——《哈他之光》第二章第 9 节

2. 方法

（1）要点
① 保持冥想坐姿；
② 左鼻道吸气，右鼻道呼气；
③ 右鼻道吸气，左鼻道呼气。
（2）益处
清理体内能量通道的阻碍，平衡体内的能量，平衡左右大脑。
（3）注意事项
不加入屏息的练习适合所有人。
（如图 3.8~ 图 3.14 所示）

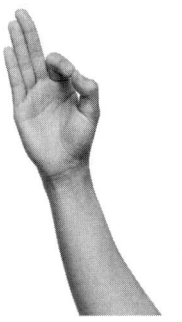
图 3.8　智慧手印

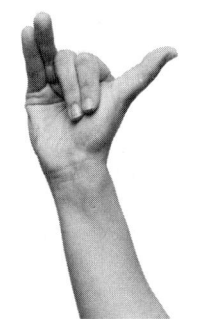
图 3.9　呼吸控制法专用手印

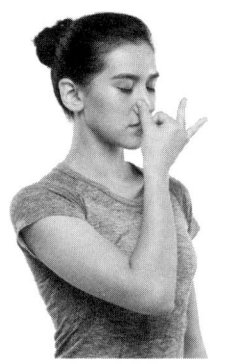 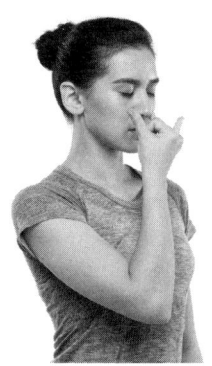

图 3.10　左鼻孔吸气或呼气　　　图 3.11　右鼻孔吸气或呼气

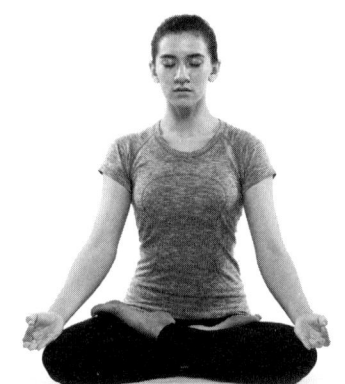

图 3.12　冥想坐姿

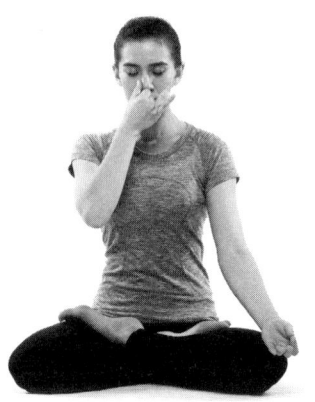 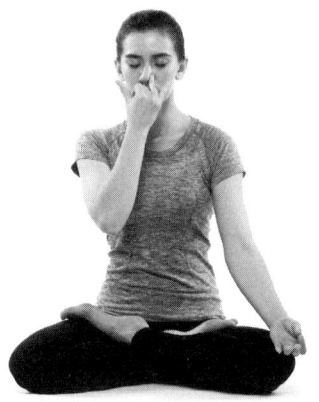

图 3.13　清理经络呼吸控制法（1）　　　图 3.14　清理经络呼吸控制法（2）

二、太阳式呼吸控制法（Suryabhedana）

1. 经典论述

Asane sukhade yoghr baddhva caivasanam tatah/
Dakshanadya samakrshya bahihstham pavanam sanaih//（HP Ⅱ-48）
Akesadanakhajhracca nirodhavadhi kumbhayet/
Tatah sanaih savyanadya recayet pavanam sanaih//（HP Ⅱ-49）

瑜伽修习者应该保持他的坐姿稳定，舒适而坐，缓慢地通过右鼻孔吸入空气。尽量屏息（Kumbhaka），直到他的呼吸扩散到发根和指尖，然后通过左鼻孔缓慢地呼气。

——《哈他之光》第二章第 48、49 节

Kapalasodhanam vatadoshajhnam krmidoshahrt/
Punahpunaridam karyam suryabhedanamuttamam//（HP Ⅱ-50）

这个非常特殊的练习，太阳呼吸控制法（Suryabhedana），应该反复不断地被练习。它净化额窦（译注：有的版本说这里指"头颅"），可以消除"风能量"（Vatta）的紊乱（不平衡），消除体内寄生虫引起的疾患。

——《哈他之光》第二章第 50 节

2. 方法

（1）要点

① 保持冥想坐姿；

② 右鼻道吸气；

③ 左鼻道呼气。

（2）益处

增强消化，有益于鼻窦炎患者及低血压患者。

（3）注意事项

高血压患者、心脏病患者高度紧张症患者不宜练习。

三、成功式呼吸控制法（Ujjayi）

1. 经典论述

Mukham samyamya nadrbhyamakrshya pavanam sanaih/

Yatha lajhati kanthattu hrdayavadhi sasvanam//（HP Ⅱ-51）

闭上嘴唇，通过两个鼻孔缓慢地吸气，产生一种声音，这样，感觉从喉咙吸气到胸部。

——《哈他之光》第二章第 51 节

Purvavat kumbhayet pranam recayedidaya tatha/

Sleshmadosharam kanthe dehanalavivardhanam//（HP Ⅱ-52）

在练习如前所述的屏息（Kumbhaka）之后，通过左鼻孔呼气。这能消除由于痰湿引起喉部的疾患，增加消化的火力。

——《哈他之光》第二章第 52 节

2. 方法

（1）要点

① 冥想坐定；

② 通过两个鼻道吸气，会厌半开半闭；

③ 通过左鼻道呼气；

④ 吸气和呼气时发出摩擦音。

（2）益处

缓解失眠，减缓心率，有益喉咙，清洁能量通道。

（3）注意事项

不加入屏息的练习适合所有人。

四、月亮式呼吸控制法（Chandrabhedana）

（1）要点

① 保持冥想坐姿；

② 左鼻道吸气；

③ 右鼻道呼气。

（2）益处

降低血压，减轻压力，对冥想有益。

（3）注意事项

低血压、抑郁症患者不宜练习。

第四章　冥　想

第一节　冥想基础

一、冥想的概念

按照印度传统瑜伽的经典理论，"冥想"包括阿斯汤嘎体系中的第六支分"总持"（dharana）、第七支"禅定"（dhyana，入定）、第八支"三摩地"（samadhi）三个连续不断的过程，前一个支分是后一个支分的基础或支撑。这三个支分也称为"内瑜伽"（antaranga yoga，内习练）。

我们现在经常说的冥想练习，主要是指第六支总持和第七支冥想（入定）。

1. 总持

从字面上看，梵文"dharana"意味着"思想固定不变的专注""注意力的固定"，也就是"意识的集中和固定"。

总持（dharana）可译为"内省""持执""专注""凝神"。

总持就是保持专注或集中注意力在一个目标或物体之上。这个目标或物体，可以是身体内在的或外在的任何目标或对象。这不是一种强迫的集中注意力或专注，是一种可以接受的集中注意力或专注，是冥想的一个组成部分。

进行总持练习时，选择的对象或目标应该是瑜伽练习者喜爱的，或深深挚爱的事物。当瑜伽练习者选择好这个对象后，就要以通常的方法来观察与思考这一对象。首先，要先专心致志，集中注意力于这个对象，然而，不久思想就会发生飘移，脱离开这个对象，可能会想到其他的事物。随着时间的推移，经过一段时间的练习后，就能把思想固定在这个对象上，这种注意力集中在一点的能力越来越强，思想的飘移会越来越少，最终达到一种暂时不受外界干扰的状态。只有达到这种状态，才可以称为总持。

2. 禅定

禅定（dhyana，入定）来源于梵文的词根"dhyai"，词根的意思是"思想""思索"。

梵文"dhyana"字面的意思就是"冥想""沉思"，译为"禅那""静虑""入定"等。

禅定指练习者全神贯注，专注于一处，认知事物的真相或实相。这是指对所选中的对象始终保持唯一的、连续不断的知觉。禅定是保持着唯一的认知和知觉，连续不断地流向选中的某个对象，像流水一样，连绵不绝。

禅定是跟随着总持而产生的。从对所选择的对象的关注，到思想固定不变的专注，再到禅定（入定），这个认知的变化过程是非常漫长的，思想对所冥想的对象关注的飘移范围也越来越小，最终能够达到心住于一点，心住于一处。识的状态，也就达到了帕坦伽利阿斯汤嘎瑜伽体系的最高境界，八部瑜伽体系的全部步骤也就完成了。

二、冥想的场所

独处和不断地冥想是认知自性不可缺少的两个重要部分。有条件的情况下，冥想最好在一个独立的空间，要保持空间的清洁与宁静，让它成为一个圣洁的静心处所。清晨和傍晚的时候可以焚香，洁净和净化房间，营造一种和谐与静谧的气氛。

河畔、山麓、圣地、悦意的花园、寺院和庙宇都有助于思想的专注与冥想。一个寂静的处所、能让你心灵震颤的环境、舒爽适宜的气候，这些都是思想专注所必需的。正像盐溶于水，平静的思想在冥想之中，自然融于静寂之中。

三、冥想的时间

清晨无疑是冥想的最佳时段。经过一夜的睡眠，清晨醒来之时，思想会变得非常平静、纯洁，充满着清新与活力。周围充满着清新的空气，环境更加和谐、宁静。

冥想可以选在白天或者夜晚的某个时段，思想清晰，很少容易被外界的事物打扰的时候。也可在晚上上床休息前练习，这时思想会变得相对平静一些。

可以在周日做一次较长时间的冥想，因为在节假日身心是放松的、自由的。在节假日里，只享用牛奶和水果，或者进行禁食，冥想会非常好。

四、冥想的种类

冥想划分有不同的标准，按照印度传统瑜伽的理论，从冥想的对象来划分，主要可分为两类：

（1）具体的冥想（Saguna，有相冥想）

专注于一个具体的、实在的对象，排除对其他对象的观察、分析与比较。

（2）抽象的冥想（Nirguna，无相冥想）

抽象的冥想，专注于一个抽象的概念，避免与记忆或其他所有的概念进行比较。

实际练习中，以上两种冥想的方式经常结合在一起使用。例如，在进行一点凝视的烛光冥想练习中，当睁开眼睛，注视着烛光的具体形象冥想时，目不转睛，眼皮也不眨动，直到眼泪大量地流出，这是具体冥想的形式。当闭上眼睛，在两眉之间的空间凝视烛光的残像时，还是具体的冥想形式，但已经趋向于抽象冥想。当最后看到光圈不断扩展，沉浸于无限的光明之中时，这就属于抽象冥想的形式了。

实际上，抽象冥想的练习中，开始固定思想时，一般使用具体冥想的形式，后来具体的形象消失，这种冥想的形式随之消失，进入到抽象冥想的阶段，冥想者和所冥想的对象融为一体。

第二节　几种常用的冥想技巧

一、OM（AUM）语音冥想

1. 有关语音唱诵的概念

语音唱诵一般是指吟诵某些神圣的词句或曼特拉（mantras）。一般认为，梵文"曼特拉"（mantras）中的词根"曼"（man）表示"思考""思想"的意思。"特拉"（tra）表示"工具"的意思。曼特拉（mantras）字面的意思是："头脑的方式"或"思想的工具"。

印度词源学家认为梵文曼特拉是从词根"曼特勒"（mantri，深层含义）派生出的。

根据印度密宗经典的解释，曼特拉（mantras）是由词根"曼"（man，思想）和"特莱"（trai，保护）构成的，表现了这个词在精神层面的含义，就是保护心灵，达到完美的境界。

曼特拉，可以是单个音节，也可以是一串音节的组合。

在印度的文明中，语音唱诵的历史大约有五千年了，是瑜伽和其他精神修持中不可缺少的内容。一些精神修持者相信语音唱诵有非常大的效力，一些人称语音唱诵是一种改变意识和觉知、提高精神和心灵力量或者能量的原始的基本的方法。

2. 最基本的曼特拉是"OM"

在印度的传统瑜伽中,最基本的曼特拉是"OM",被称为"普拉那瓦曼特拉"(pranava mantra),即所有曼特拉的根源。"OM"被认为是所有曼特拉中最基本的和最有力量的曼特拉。

帕坦伽利的《瑜伽经》(Yoga Sutra)中在介绍消除"头脑"(citta)的"波动"(vritti),使自己的意识集中于一处,契入三昧(samadhi,三摩地)的方法时,也提到了通过反复地唱诵和冥想"AUM",可以消除各种障碍,达到三昧,获得智慧(PYS Ⅰ–29、30)。

斯瓦米·韦卡南达(Swami Vivekananda,辩喜)在解释"唵"(OM 或 AUM)时说:第一个字母 A,是根本的声音,这个关键的发音不碰触舌头或上颚;M 代表了字母表的最后一个音,它是闭唇音;U 是从舌的最根部滚动到声带的底部。这样"AUM"就代表了发音的整个现象。

按照印度传统瑜伽的解释:在"AUM"中包含了三种能量。"A"表示创造的能量,这个声音存在于我们身体的肚脐部分;"U"表示保护与维持的能量,存在于我们身体的胸口部位;"M"表示寂灭的能量,但同时又是一种创造的能量,旧的事物寂灭,新的事物产生,这个声音存在于我们的顶轮。

当我们每一次唱诵"AUM"的时候,实际上是在将我们自己与这三种能量连接在一起。

我们身体内部存在很多空间,在每天的 24 小时中,我们的身体一直在创造一些声音,我们的身体内部永远在流动着一种声音,它是精微生命能量流动的一种自然表现。当我们把五官全部收摄,关注自己身体内部的时候,可以聆听到这种声音。随着冥想练习的不断深入,身心的不断洁净,内在能量的不断提升,很容易听到一种内在的自然的声音。这个声音和"AUM"的声音很相似。

一言蔽之，在"AUM"这个发音中包含很多深奥的内容，所以，许多习练瑜伽的人将"AUM"看作是神性，也有一些人把"AUM"看作是一种超能量。

语音唱诵的历史非常悠久，在世界不同的文明和不同的信仰中，都可以发现会有语音唱诵的传承传统并保存了下来。

语音唱诵的用途遍及许多方面，不只是应用于宗教信仰的仪式，现代更多应用于身心的控制与疗愈。

3. 现代有关语音唱诵的研究与探索

语音唱诵是一种有着非常神奇力量的工具，可以用于帮助自己减轻生活中的压力。如果你是个初学者，最好的途径就是亲身体验这种特殊的冥想的形式，通过语音唱诵的体验，放松你自己，认知你自己。

近年来，西方现代科学在研究声音对人体影响的基础上，借鉴了东方文化中印度瑜伽的脉轮学说及曼特拉（mantra）语音唱诵，借鉴了中国中医经络理论及道家"六字诀"等养生术，创立了现代的声音疗法。

声音疗法认为，我们的身体发出自然声音，出于本能不断地使用它们，以此来刺激身体的穴位，疏通经络或者脉轮，释放人体内部情绪的压力，消除体内积聚的毒素，从而促进身体的健康。

从治疗学的角度看，歌唱是声音的一种自然趋向，超越了说话，是一种较高层次的活动。早期人类的语言就像现在小孩子的语言一样，从本质上说类似于吟诵和歌唱，音调的变化上有点像鸟鸣。吟诵和歌唱在喉咙产生的共鸣及其对身体的振动影响要比说话强烈得多，而且会摒弃那些不自然的发音模式。特别是众人在一起吟诵与歌唱时，产生的共鸣对穴位经络、气脉轮穴的振动成倍地增强，消除不良情绪与压力的效果更好。

利用声音的振动来治疗疾病的最好形式是吟诵和唱诵曼特拉、圣歌与赞歌。因为音乐为了达到抑扬顿挫的效果，会不断变换音乐的模式，如音调、节奏、旋律等，以求产生强烈的对比效果。而曼特拉、圣歌与赞歌的音乐模式比较简单，甚至非常单一，不断重复。从治疗的角度看，这样会有足够的时间对某些穴位、气脉、轮穴等形成反复的刺激，对我们的身体、大脑和精神产生深刻持久的影响，达到疗愈的效果。

借助声音的振动治疗疾病，实现身体与心灵的平衡。大自然的声音、谈话、歌唱都可以起到这种作用。特别是传统的曼特拉（mantra），经过千百年精神修行者们不断亲身实践的验证，被证明对于身心的健康有着非常好的改善作用。

声音疗法能减轻与消除身体层面的肌肉紧张，刺激腺体抵抗病菌感染，调节神经系统的平衡，疏通身体各部分能量流动的阻碍；还能消除精神层面的紧张与压力，缓解内心的焦虑，从而从根本上消除引起各种身心疾病的深层因素，让身体以一种正确的节奏和韵律协调地运动，从而使身体、思想和精神达到真正的健康平衡状态。

二、60分钟 OM 唱诵冥想

（A-Kara，U-Kara，M-Kara，A-U-M）

1. 练习准备

① 坐姿：选择适合自己的冥想坐姿，松静坐立；
② 练习过程中，始终保持身体的直立，保持脊柱的正直，不要让身体

紧张，尽量地保持在放松的状态；

③收摄感官，关注身体，轻柔、缓慢、深长地呼吸。

2. 练习步骤

（1）A-Kara 唱诵

①保持身体正直，感觉完全地放松，闭上眼睛；

②深吸气，呼气时，轻柔地唱诵"A…"；

③感觉声音在腹部与身体的下部振动、回荡，产生共鸣；

④重复地唱诵 11 次；

⑤唱诵完成后，保持静默几分钟；

⑥慢慢躺下，仰卧在地板上或垫子上，静默地唱诵 11 次；

⑦缓慢地起身，以冥想坐姿，松静坐立。

（2）U-Kara 唱诵

①保持身体正直，感觉完全地放松，闭着眼睛；

②深吸气，呼气时，轻柔地唱诵"U…"；

③感觉声音在胸部与身体的中部振动、回荡，产生共鸣；

④重复地唱诵 11 次；

⑤唱诵完成后，保持静默几分钟；

⑥慢慢躺下，仰卧在地板上或垫子上，静默地唱诵 11 次；

⑦缓慢地起身，以冥想坐姿，松静坐立。

（3）M- Kara 唱诵

①保持身体正直，感觉完全地放松，闭着眼睛；

②深吸气，呼气时，轻柔地唱诵"M…"；

③感觉声音在整个头部振动、回荡，产生共鸣；

④ 重复地唱诵 11 次；

⑤ 唱诵完成后，保持静默几分钟；

⑥ 慢慢躺下，仰卧在地板上或垫子上，静默地唱诵 11 次；

⑦ 慢慢地起身，以冥想坐姿，松静坐立。

（4）A–U–M 唱诵

① 保持身体正直，感觉完全地放松，闭着眼睛；

② 缓慢、深长地吸气，充满整个肺部；

③ 呼气时，轻柔地唱诵 "A…U…M…"；

④ 感觉声音在整个身体振动、回荡，身体的各个部位产生一种共鸣；

⑤ 重复地唱诵 21 次；

⑥ 唱诵完成后，保持静默几分钟。

⑦ 慢慢躺下，仰卧在地板上或垫子上，静默地唱诵 21 次。

（5）瑜伽放松术

① 练习瑜伽放松术 10~15 分钟；

② 最后，缓慢地起身，以冥想坐姿静坐。

注意事项：

① 不同的声音，如 A、U、M & AUM，出声地唱诵，会在身体各个部位产生一种精微的共振与共鸣。这种共振只有在脊柱保持正直，身体保持稳定，身体和思想非常放松的状态下，唱诵的声音与身体自然的频率和谐产生的。

② 这些共振的声音可以产生奇妙的作用，唱诵时声音的激发与静默时共振的延续会让认知不断深化，还可以释放甚至非常精微的不易被自我察觉的深层紧张。

③ 在自己练习时，唱诵不同的声音（A, U, M & AUM）时，要尝试调

节不同的声高，以期达到最佳的共振与共鸣效果。

三、烛光冥想

烛光冥想（Trataka & Candle meditation）是传统"哈他瑜伽"（Hatha Yoga）清洁法中一点凝视法的一种应用练习，冥想的对象为蜡烛的烛光。

1. 一点凝视法（Trataka）

这种传统的清洁法可以清洁眼睛，消除眼部的障碍与疾患，收敛感官，锻炼和提高专注力，改善记忆力，也可作为一种冥想技巧进行练习。

一点凝视法的目标或对象可以选择一个物体，也可以选择一个符号。可以选择一支点燃的蜡烛、OM 的图形、一个水晶球、一棵树、一朵花、一片绿叶、一轮满月、一颗星、旭日或者夕阳等等。

练习一点凝视法可消除眼部的紧张与疲劳、洁净双眼、提升视力，并能使头脑得到平静。对于初学者来说，这是一种非常好的感官收摄的练习。另外，通过长期进行这种练习，可以获得令人望尘莫及的如注目光。

烛光冥想可以迅速提高专注的能力。它不只对消除眼睛的障碍有益处，对消除生理和心理层面的紊乱与障碍都有非常显著的作用。适宜地运用这种冥想方式，可以有效地缓解沮丧、失眠、过敏、焦虑等紊乱与障碍，可以消除注意力不集中、记忆能力差等问题。

医学证明，在专家的指导下，适宜地练习烛光冥想，可以改善和辅助调治近视、弱视、沙眼及闪光眼等一些常见的眼部疾患。

2.60 分钟烛光冥想练习

（1）练习准备

① 备好蜡烛（建议使用棍式蜡烛）、烛台、火柴和打火机；

② 群体练习时，环绕烛台而坐，围成一个距烛台一臂半到两臂远的圆圈，每圈最多十人左右，蜡烛高度与眉心平齐。

（2）练习步骤

① 眼球运动：眼球运动按上下、左右、顺时针、逆时针四组方向分别练习，每组转动结束后，闭目休息片刻，再进行下一组；

② 对烛光依次进行四阶段的凝视：

第一阶段：正常凝视——轻松地凝视蜡烛的火焰；

第二阶段：加强凝视——凝视烛心；

第三阶段：扩展视野——凝视光圈；

第四阶段：扩展觉知——此阶段后半程闭目凝视眉心。

对于很难久坐的初学者，可在每一阶段结尾处加入 2~3 分钟的挺尸式放松；

③ 静坐；

④ 挺尸式放松 10~15 分钟。

（3）注意要点

① 必须在专业的瑜伽导师指导下进行练习；

② 此冥想最好在天黑后或黑暗的环境里练习；

③ 不要戴隐形眼镜练习（可戴镜片眼睛）；

④ 练习过程中，身体尽量不要移动；

⑤ 凝视烛光时，眼睛好似半睁半闭，保持放松，尽量不要眨动眼睛，不要转动眼球；

⑥ 如有眼泪流出时，不要用手去触碰眼睛，更不要揉眼睛，让眼泪自然流淌。

第五章　教学法

第一节　教学原则

教学是一门通过语言、举止和行为进行交流和教授的艺术。教学的目的就是要传道、授业、解惑。为了达到这个目的，教学中的技巧是不可缺少的。教学的目的也不仅限于传授知识，还可以通过言传身教，影响和提升人的物质层面和精神层面。通过教学的过程，可以不断地激发人的求知欲，培养独立思考问题、分析问题和解决问题的能力。

印度瑜伽大师斯瓦米·悉瓦南达说："一切学习，是有计划地启迪思想，照亮灵魂。"教育的目标是使每个人都具有智慧。

教育是一个长久的过程，关系到个体的全面发展，我们需要系统的方法才能达到教学目标。教师则必须遵循一些原则来进行教授，这些原则同样也是瑜伽教授的基础。

一、解剖学和生理学原则

每一位学生由于年龄、性别、性格的不同，身体差异性很大。例如，男性和女性在生理结构上是不同的，力量和柔韧性的相对优势也不相同。决定个体肌肉的力量与肌肉和脂肪的比例相关；静态伸展会影响肌肉的弹性；肌肉的自然弹性也和身体的姿势、器官的机能有很大关系；如，腹肌在保持腹部各器官的位置至关重要，而且，腹肌也决定着腹腔器官的正常工作。

二、心理学原则

每一位学习瑜伽的学生会因个体身体的差异，心理状态等因素具有不尽相同的习练目的。老师应该按照学生不同的状态来适当地调整课程，变换教学方向。要让学生对课程感兴趣，要尽可能满足学生的诉求。

三、教育学原则

体式的完成度取决于个人身体的能力，比如肌肉力量、灵活性、韧性和心血管系统的承受力等。但很多时候，人们都忽略这一点。只有将它们的关系谨记，才能因材施教按照循序渐进原则来安排课程。选择正确适当的教学方法，让每一位学生都能在坚持习练后获得进阶的感受。

只有通过一些方法来衡量协调的成功与失败，学习才有可能进行。虽然纠正错误很重要，但是如果一次纠正多处错误，就会让学生困惑，不知从何处改起。老师首先应该纠正重点，大多数的纠正应该采取积极建议的方式。

四、瑜伽学原则

瑜伽习练不是体育锻炼，练习当中要避免任何的剧烈动作，尤其是体式的练习。体式练习一定要舒缓，这样才能影响到深层的系统，而不仅仅是浅层的肌肉，特定的体式一定要用最小的力量舒适地保持一会儿。保持在最终体式上时尽可能放松，不费力是体式最主要的特征，瑜伽习练不应该造成过度的疲劳。如果有疲劳感的话，就要通过挺尸式消除。

呼吸控制法的习练，无论是从目的上还是从做法上，都和呼吸练习有明显的区别。

所有的瑜伽习练都要依照个人的能力来进行,不要和其他人竞争;所有瑜伽习练都要带来头脑的平静;所有的瑜伽习练都要从身体和头脑放松开始,将精神集中到语音唱诵上来,或者也可以通过语音唱诵来集中精神。

上述原则使我们对学生的年龄、性别、身体状况、学习目的、需要等有更好的理解,在上课时充分考虑以上原则,就不会盲目教授了。

第二节　教学方法

教学方法应该符合学生学习的目标和对成果的期望，采用任何方法的目的都是为了让学生学习和掌握所教授的内容。老师应该知道怎样做才能启发学生。

下面是一些基本的教学法。

一、讲座

① 按时开始，按时结束；
② 讲座内容要切题；
③ 声音要清楚、平和，不要太刺耳；
④ 不要只用语言表述，要配合肢体语言；
⑤ 眼睛要看全体听众，而不是盯着个别人或看天、看地。

二、答疑解惑或群体讨论

① 鼓励学生提问题，或将学生学习和练习过程中的问题提出来，让全体学生进行讨论；
② 无论学生的问题看起来多么不值一提，都不要打击其积极性，更不要嘲弄学生的问题；尽量让所有学生参加讨论，而不是局限于几个爱说的

人；最好将讨论进行引导，集中在几个要点上；

③ 控制好提出问题的时间。讨论要集中于重要和相关的主题上，不要脱离主题，将宝贵的时间浪费在不重要的问题上。

三、指导

① 在发出指示前，确保所有学生都集中精神关注你；

② 如果讲解很长，最好请学生坐下，如果有必要，让学生尽可能地靠近你，引导词尽可能简单明了，语速要缓慢，语调要柔和；讲解时，一次只针对一件事情；

③ 用多种词汇和表达方法来吸引学生的注意力。如果有学生不懂，用不同的词语将讲解再重复一次；在学生练习前讲解技巧、要点和过程。

四、示范

① 示范必须正确；

② 重点要表述清楚，要询问学生是否理解；

③ 选择何种方法要根据环境和设施来决定。在瑜伽教学中，教学法应该是折中的，应该适应大多数学生的能力与水平，从所有的方式和方法中找出最适合的、最实用的方法。

第三节　课堂教学安排

到这里，我们已经学习了教学法的含义、范围和不同教学法的来源。现在，我们将学习怎样熟练地处理课堂教学中出现的问题。当课堂教学的内容合适，教学方法吸引人，学生真正感兴趣之后，个别学生的过度热情也可能带来一些对教学的干扰。这种时候，满足大多数学生的要求就是教师应尽的责任，这可以激发学生的集体感和社会感。以下介绍一些应对课堂上可能出现问题的方法。

一、初学者

初学者的身体不像有经验的习练者那么柔软，所以需要对他们进行特殊的关照。

在课前，要尽可能与初学者交流，了解他们身体的状况，掌握其心理特点，消除其对瑜伽习练的顾虑。

课堂教学中，要多关注初学者，引导词要进行必要的调整，适应其要求。体式也要进行必要的调整，或者指导初学者选择一些体式的变体进行练习，或者选择一些技能的简化方式进行练习。

课后，要与初学者进行沟通，解答他们的一些疑问，鼓励他们继续练习，增加他们的信心与决心。

二、丰富教学

教师自身的瑜伽习练经验和教学经验应该是丰富的，具有充实的、较为完善的瑜伽理论基础和相关的知识结构。

事物总是处在不断变化当中，对于瑜伽的研究与探索也在不断地发展与深入，每天在各地都有许多关于瑜伽的科学研究成果出现。作为一位瑜伽教师，应该关注这些研究，关注世界和国内瑜伽行业的发展，不断地借鉴和吸收别人的经验与研究成果，并将它们融入自己的瑜伽教学当中，适应和满足学生的不同需求。

三、特殊关注人群

来到瑜伽场馆和瑜伽课堂的许多人都有一定的健康问题，教师应该尽力关心和照顾这些人群。对于学生，甚至要从性别上区别对待，尽量适应和满足不同人群不同的需求。但是，要把握好一个原则，无论身体是否存在问题，有的学生个体需要被关注；而有的个体不希望被特殊照顾，不希望被纠正，即使身体有些方面有问题。老师要尊重学生自己的选择，如果学生拒绝照顾，就不要对其进行特殊的照顾。

四、教学要有进阶

人生来本性就是不断追求前进，追求突破与超越，瑜伽教学要适应学生的需要，跟着学生一起进步。

教学中每节课尽可能有一些变化，不要让教学变得枯燥与乏味，要让学生始终对学习与练习保持浓厚的兴趣。但是不要一下子将所有教学的内容完全改变，那样会造成学生思想的混乱，产生不必要的紧张和无所适从感。

在保证教学安全的前提下，要尝试不断地增加课程的难度。这并不意味着罗列一些高难度的体式与技能，而是要引导学生不断地加深对自己身体的感知与认知，从只关注身体表面的肌肉与骨骼，逐渐深入到身体的内部，关注体内的净化与洁净，培养敏锐的、精微的觉知。

五、怎样应对问题学生（注意力不集中、爱说话、身体有问题等）

不要让干扰课堂教学的学生干扰到你自己的情绪，应该和蔼地劝说他们一两次。如果他们不听劝告，就不要再理会他们，而转向关注其他的学生。不要将太多的时间浪费在个别问题学生身上。如果是有不同的见解与看法，可以建议他们等下课之后再和你进行个别的交流与沟通。如果学生严重违反课堂的纪律，扰乱了正常的教学秩序，就要提出批评，让他们尊重其他大多数学生的权利，否则整个课堂秩序都会受到干扰。

六、怎样安排哈他瑜伽基础课程（75分钟）

体式课堂教学的一般原则：

活动关节	10～15 分钟
仰卧	15～20 分钟
俯卧	5～7 分钟
坐立	15 分钟
站立	10 分钟
挺尸式	10 分钟

七、怎样安排哈他瑜伽一级课程（90分钟）

体式课堂教学的一般原则：

准备练习：5分钟，简单的伸展、扭转等体式

太阳致敬式	10～15分钟
仰卧体式	20分钟
俯卧体式	7～10分钟
坐立	15～20分钟
站立	10～15分钟
挺尸式	10分钟

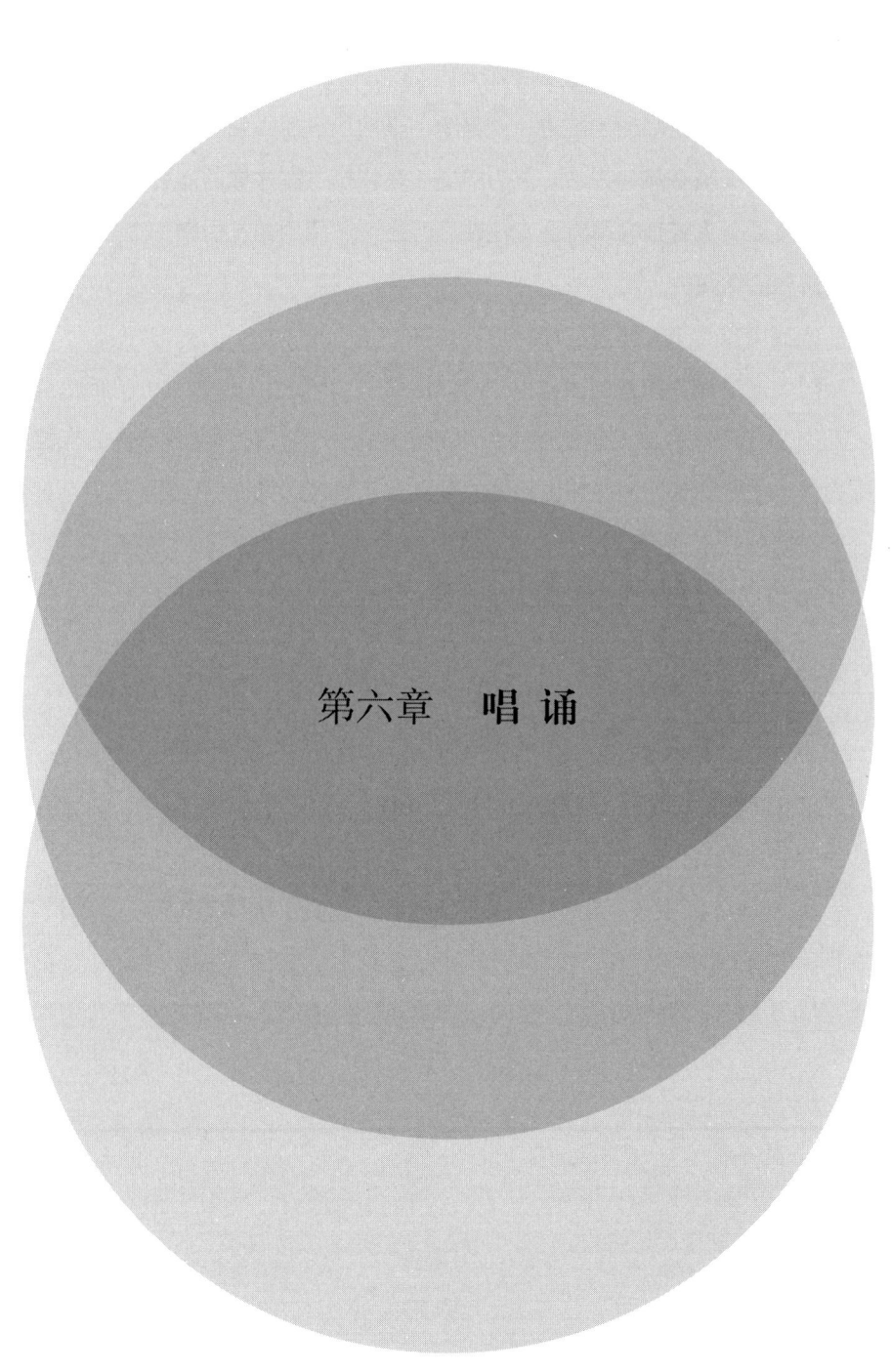

第六章 唱 诵

唱诵在瑜伽中有非常重要的意义！

在瑜伽中涵括唱诵的练习，就是为了全然地掌控头脑。而这也是最简易地可以帮助头脑平静的方法。因为唱诵（曼特拉）有这样的能力，让头脑无法继续波动。头脑很容易就会专注在声音之上，帮助并且引领一个人获得冥想所需要的觉知。

唱诵可以对于人体各层面均进行调整。

（1）通过调整能量层面作用到身体层面

声音疗法认为，人体发出自然声音，通过使用它们，刺激身体的穴位，疏通经络或者脉轮，消除体内积聚的毒素，从而促进身体的健康。

（2）呼吸层面

① 唱诵中，呼吸自然变缓，减少呼吸频次；

② 调整肺活量。

（3）情绪层面

① 声音可以刺激或者压抑情绪，但也可以释放、平复情绪；

② 选择适当的声音，将对情绪起到积极正面的作用。

（4）头脑层面

① Mantra 的本义：Mana 头脑，tra 控制、技巧。所以曼特拉本义就是控制头脑的技巧。

② 头脑容易被声音吸引，Mantra 的唱诵让头脑变得平静和专注。

1. 帕坦伽利唱诵 Patanjali Mantra

योगेन चित्तस्य पदेन वाचां ।
मलं शरीरस्य च वैद्यकेन ॥
योऽपाकरोत्तमं प्रवरं मुनीनां ।
पतञ्जलिं प्राञ्जलिरानतोऽस्मि ॥

ॐ शान्तिः शान्तिः शान्तिः

yogena cittasya padena vācāṃ |
malaṃ śarīrasya ca vaidyakena ||
yo'pākarot taṃ pravaraṃ munīnāṃ |
patañjaliṃ prāñjalirānato'smi ||
oṃ śāntiḥ śāntiḥ śāntiḥ

我双手合十向最尊贵的圣哲帕坦伽利致敬，

他是著名的智者，

通过瑜伽纯洁我们的意识，

通过语法净化我们的语言，

通过阿育吠陀洁净我们的身体。

AUM，和平，和平，和平！

2. 师生颂 Shanti Mantra

ॐ सह नाववतु ।
सह नौ भुनक्तु ।
सह वीर्यं करवावहै ।
तेजस्वि नावधीतमस्तु मा विद्विषावहै ।
ॐ शान्तिः शान्तिः शान्तिः ॥

Oṁ Saha nāvavatu |
saha nau bhunaktu |
Saha vīryam karavāvahai |
Tejasvi nāvadhītamastu Mā vidviṣāvahai |
Oṁ Shāntiḥ, Shāntiḥ, Shāntiḥ ||

神呐，保护我们，养育我们，
愿我们的努力取得成绩，
愿我们的大脑更加敏锐，
愿我们不再有任何的矛盾、冲突和斗争。
AUM，和平，和平，和平！

3. 太阳致敬唱诵 Surya Namaskara Mantra

हिरण्मयेन पात्रेण सत्यस्यापिहितं मुखम्।
तत् त्वं पूषन्नपावृणु सत्यधर्माय दृष्टये ॥

hiraṇmayena pātreṇa satyasyāpihitaṁ mukham |
tat tvaṁ pūṣannapāvṛṇu satyadharmāya dṛṣṭaye ||
oṁ sūryāya namaḥ

金色的盖子覆盖着真理，

哦，太阳神，

仁慈地揭开盖子，带领我们找到真理。

我向太阳神祈祷！

附录一

瑜伽习练要点

① 耐心与持之以恒：不要在初练瑜伽时就期望有神奇的效果，我们只有按照正确的方法习练数月之后才能见效，而且这个效果也取决于练习者自身的身体状况。所以，我们不应急躁，应该每天坚持规律地习练瑜伽长达数月甚至数年。

② 学习期间要按时出勤：学习瑜伽的时间可能会持续数周或数月，在这期间学生应该按时出勤上课。因为在学习瑜伽的时候，瑜伽老师教授正确的习练方法，并指导学生纠正错误。一旦学错了，又没有得到老师的纠正，以后再改正起来就不那么容易了。所以，只有在瑜伽中心里学习过正确的方法之后才可在家里习练瑜伽。

③ 根据自身条件习练：要记住，并不是所有的瑜伽习练法都适用于每一个人，有的习练会对高血压、鼻窦炎、脊柱炎等病人造成危险。所以在瑜伽中心学习期间，应该遵照老师的建议习练。

④ 停止习练：当患有如发烧、急性哮喘、腹泻、扭伤等急性病的时候，应该停止习练瑜伽。女性在月经期和妊娠期时，有些习练也不能做。经期女性最好不要习练会压迫骨盆的体式，但可以习练放松、简单的呼吸法、轻柔的伸展和冥想。

⑤ 长期停止后重新习练瑜伽：当停止习练瑜伽一段时间之后再练习时，不要接着从先前中断的阶段练，而应该先做一些简单的练习，然后再逐日增加强度，慢慢恢复原来的水平。对于因患病而变得虚弱的人，在停止一段时

间后再习练瑜伽时，一定要先听取老师的建议。

⑥ 与其他运动结合：习练瑜伽可以和诸如游泳、慢跑、疾走、空手道、网球等运动在同一天进行，但不应衔接得太紧密，最好休息半小时左右再进行下一项运动。

⑦ 习练瑜伽的时间：瑜伽习练不应仓促进行。在充足的时间和空腹的状态下，什么时候习练瑜伽都行。对于渴望精神收益的人来说，清晨是习练瑜伽的最好时段。

⑧ 洗澡和排泄：习练瑜伽前最好是排泄完毕，并先洗个澡。不过即使便秘了，瑜伽也可以照常习练。

⑨ 瑜伽着装：习练时最好穿着宽松、轻薄、尽量简单的衣服，以便让四肢不受约束地尽情舒展，对颈部、胸、腹、腰、腕关节都没有束缚为最佳。不要穿着有皮筋或束紧腰部的衣服。习练瑜伽时应摘下眼镜和手表。

⑩ 瑜伽饮食：习练瑜伽时最好空腹。如果吃得比较饱，则宜过 4 个小时再习练瑜伽。如果吃得不多，2 小时后可以习练。习练瑜伽之前的半小时内不宜再大量饮水。习练瑜伽后过半小时才可进食。

附录二

习练体式、呼吸控制法和冥想时的注意事项

① 习练体式时动作要轻柔缓慢,控制好身体。不要用力过猛、过快。

② 体式最后的动作应该是能够保持较长时间,身体没有任何不适的感觉。请你铭记:"在自己的极限内做到最好。"通过日复一日的习练,你才会进步,千万不要强迫自己超越身体极限。

③ 在习练体式的过程中或保持最终体式时,学会有选择地锻炼身体的特定部位。控制好一个体式所要求锻炼的肌肉,而身体的其他部位应该彻底放松。

④ 正常的呼吸应该贯穿全部的体式练习,避免中途屏息,那样会造成身体的紧张。在保持最终体式时最好做 5 ~ 10 个缓慢深长的呼吸。在一些要求呼气和吸气配合动作的特殊体式里,老师会告知应该怎样做。

⑤ 习练瑜伽呼吸控制法时要注意,此时不仅应关注自己的呼吸,还要关注自己的思想。

⑥ 清理经络呼吸控制法和其他呼吸控制法都要求习练者集中全部注意力,在控制腹部不动的前提下缓慢深长地呼吸。

⑦ 无论用什么方法来习练冥想,效果都是一样的,那就是"回归",波动的思绪变得平稳、安静。而思绪波动、情绪低落所消耗的能量则能被加以合理地利用,强大内心。这需要日复一日地长期习练,千万不要因为看不到效果就气馁,或因丧失耐心而放弃习练。我们总是习惯于放逐自己的思想,但是习练冥想能够使我们集中精神、排除干扰、控制头脑。

索引

坐立关节活动

1 脊柱侧屈活动 Side Bending of Spine ···································· 013

2 肩部活动 Shoulder Movement ···································· 020

3 脚踝伸展活动 Ankle Stretching ···································· 005

4 脚踝旋转活动 Ankle Rotation ···································· 006

5 脚趾伸展活动 Toes Stretching ···································· 004

6 颈部活动——抬头低头 Neck Movement-1 ···································· 024

7 颈部活动——倒向旁侧 Neck Movement-2 ···································· 025

8 颈部活动——平行转动 Neck Movement-3 ···································· 026

9 髋关节活动——抱髋转动 Hip Momement-1 ···································· 009

10 髋关节活动——单腿曲膝上下 Hip Movement-2 ···································· 010

11 髋关节活动——蝴蝶式 Hip Movement-3 ···································· 011

12 髋关节活动——直腿绕环 Hip Momement-4 ···································· 012

13 上背部及中背部活动——直臂 Upper&Middle Back Movement-1 ···································· 022

14 上背部及中背部活动——十指相扣翻掌 Upper&Middle Back Movement-2 ···································· 023

15 腕关节活动——上下翻掌 Wrist Movement-1 ···································· 016

16 腕关节活动——手腕转动 Wrist Movement-2 ···································· 017

17 膝关节活动——膝关节曲伸 Knee Movement-bent & Straight ···································· 007

18 膝关节活动——膝关节绕环 Knee Movement-Rotation ···································· 008

19 腰部转动 Lower Back Twisting ···································· 014

20 指关节活动 Finger Joints Movement ……………………………………… 015

21 肘部活动 Elbow Movement …………………………………………… 018

22 坐立姿势 Sitting Position ……………………………………………… 003

站立关节活动

1 肩部活动 Shoulder Movement ………………………………………… 036

2 脚踝伸展活动 1Ankle Stretching ……………………………………… 043

3 脚踝伸展活动 2Ankle Stretching ……………………………………… 044

4 脚踝旋转活动 Ankle Rotation ………………………………………… 045

5 颈部活动——抬头低头 Neck Movement-1 …………………………… 029

6 颈部活动——倒向旁侧 Neck Movement-2 …………………………… 030

7 颈部活动——平行转动 Neck Movement-3 …………………………… 031

8 髋关节活动 Hip Joint Movement ……………………………………… 041

9 躯干侧伸展活动 Side Stretching ……………………………………… 038

10 腕关节活动——上下翻掌 Wrist Movement-1 ………………………… 033

11 腕关节活动——腕关节转动 Wrist Movement-2 ……………………… 034

12 膝关节活动 Knee Joint Movement …………………………………… 042

13 下背部旋转活动 Lower Back Twisting ……………………………… 040

14 胸部扩展练习 Chest Opening Practice ……………………………… 037

15 站立姿势 Standing Position-1 ………………………………………… 027

16 站立姿势 Standing Position-2 ………………………………………… 028

17 指关节活动 Finger Joints Movement ………………………………… 032

18 中背部转动 Middle Back Twisting …………………………………… 039

19 肘部活动 Elbow Movement …………………………………………… 035

太阳致敬系列

1 八肢式变体 1 Ashtanga Namaskara / Salute With Eight Limbs Pose ··············· 054

2 板式 Dandasana / Flank Pose ·············· 053

3 奔马式变体（1）Ashwa Sanchalanasana / Equestrian Pose Variation 1 ············ 051

4 奔马式变体（2）Ashwa Sanchalanasana / Equestrian Pose Variation 2 ············ 052

5 顶峰式 Parvatasana / Mountain Pose ·············· 056

6 手臂上举式 Hasta Uttanasana / Raised Arms Pose 1 ············ 049

7 眼镜蛇式 Bhujangasana / Cobra Pose ·············· 055

8 站立祈祷式 Pranamasana / Standing Prayer Pose ·············· 048

9 站立前屈式 Pada Hastasana / Hands to Feet Pose ·············· 050

仰卧体式系列

1 半船式变体 1 Ardha Navasana / Half Boat Pose Var. 1 ··············· 080

2 半船式变体 2 Ardha Navasana / Half Boat Pose Var. 2 ·············· 081

3 半犁式 Ardha Halasana / Half Plough Pose ·············· 096

4 半莲花锁腿式 Ardha Padma Pavanmuktasana / Half-Lotus Wind-releasing Pose ············ 064

5 单腿上举腿式变体 1 Ekapada Uttanpadasasana / One Leg Raising Pose Var.1 ············ 067

6 单腿上举腿式变体 2 Ekapada Uttanpadasasana / One Leg Raising Pose Var.2 ············ 068

7 单腿上举腿式变体 3 Ekapada Uttanpadasasana / One Leg Raising Pose Var. 3 ············ 069

8 单腿上举腿式变体 4 Ekapada Uttanpadasasana / One Leg Raising Pose Var.4 ············ 070

9 单腿上举腿式变体 5 Ekapada Uttanpadasasana / One Leg Raising Pose Var.5 ············ 071

10 单腿锁腿式变体 1 Ardha-Pavanmuktasana / Half Wind-releasing Pose Var.1 ············ 062

11 单腿锁腿式变体 2 Ardha-Pavanmuktasana / Half Wind-releasing Pose Var.2 ············ 063

12 单腿锁腿式腿部绕环变体 1 Ardha-Pavanmuktasana Kriya / Half Wind-releasing Pose Rotation Var.1 ·············· 065

13 单腿锁腿式腿部绕环变体 2Ardha-Pavanmuktasana Kriya 2 / Half Wind-releasing Pose Rotation Var.2 ·················· 066

14 倒箭式变体 1（颠倒式）Viparita Karani / Legs Up Wall Pose Var.1················ 099

15 倒箭式变体 2（颠倒式）Viparita Karani / Legs Up Wall Pose Var.2················ 100

16 倒箭式变体 3（颠倒式）Viparita Karani / Legs Up Wall Pose Var.3················ 101

17 倒箭式变体 4（颠倒式）Viparita Karani / Legs Up Wall Pose Var.4················ 102

18 鳄鱼扭转一式 Parivrtta Makarasana / Crocodile Twist Pose No.1················ 082

19 鳄鱼扭转二式 Parivrtta Makarasana / Crocodile Twist Pose No.2················ 083

20 鳄鱼扭转三式 Parivrtta Makarasana / Crocodile Twist Pose No.3················ 084

21 鳄鱼扭转四式 Parivrtta Makarasana / Crocodile Twist Pose No.4················ 085

22 鳄鱼扭转五式 Parivrtta Makarasana / Crocodile Twist Pose No.5················ 086

23 鳄鱼扭转六式 Parivrtta Makarasana / Crocodile Twist Pose No.6················ 087

24 鳄鱼扭转七式 Parivrtta Makarasana / Crocodile Twist Pose No.7················ 088

25 分腿上举腿式变体 1Prasarita Uttanpadasasana / Separate Leg Raising Pose Var.1················ 077

26 分腿上举腿式变体 2Prasarita Uttanpadasasana / Separate Leg Raising Pose Var.2················ 078

27 肩倒立变体 1 Sarvangasana / Shoulder Stand Pose················ 103

28 犁式变体 1Halasana / Plough Pose Var.1················ 097

29 犁式变体 2Halasana / Plough Pose Var.2················ 098

30 桥式变体 1Setu Bandhasana / Bridge Pose Var. 1················ 091

31 桥式变体 2Setu Bandhasana / Bridge Pose Var. 2················ 092

32 桥式变体 3Setu Bandhasana / Bridge Pose Var. 3················ 093

33 桥式变体 4Setu Bandhasana / Bridge Pose Var. 4················ 094

34 桥式变体 5Setu Bandhasana / Bridge Pose Var. 5················ 095

35 上举腿式变体 1Uttanpadasasana / Leg Raising Pose Var.1················ 072

36 上举腿式变体 2Uttanpadasasana / Leg Raising Pose Var.2················ 073

37 上举腿式变体 3 Uttanpadasasana / Leg Raising Pose Var.3⋯⋯⋯⋯⋯⋯⋯⋯⋯⋯⋯⋯⋯⋯074

38 上举腿式变体 4 Uttanpadasasana / Leg Raising Pose Var.4⋯⋯⋯⋯⋯⋯⋯⋯⋯⋯⋯⋯⋯⋯075

39 双腿旋转式 Chakra Padasana / Rotation of Legs⋯⋯⋯⋯⋯⋯⋯⋯⋯⋯⋯⋯⋯⋯⋯⋯⋯⋯⋯⋯079

40 锁腿式变体（1）Pavanmuktasana / Wind-releasing Pose Var. 1⋯⋯⋯⋯⋯⋯⋯⋯⋯⋯⋯⋯060

41 锁腿式变体（2）Pavanmuktasana / Wind-releasing Pose Var. 2⋯⋯⋯⋯⋯⋯⋯⋯⋯⋯⋯⋯061

42 挺尸式 Savasana / Corpse Pose⋯⋯⋯⋯⋯⋯⋯⋯⋯⋯⋯⋯⋯⋯⋯⋯⋯⋯⋯⋯⋯⋯⋯⋯⋯⋯⋯⋯058

43 仰卧山式伸展 Tadasana / Supine Stretching⋯⋯⋯⋯⋯⋯⋯⋯⋯⋯⋯⋯⋯⋯⋯⋯⋯⋯⋯⋯⋯⋯059

44 仰卧手抓大脚趾式变体 1 Supta Padangusthasana / Big Toe Pose Var. 1⋯⋯⋯⋯⋯⋯⋯⋯089

45 仰卧手抓大脚趾式变体 2 Supta Padangusthasana / Big Toe Pose Var. 2⋯⋯⋯⋯⋯⋯⋯⋯090

46 仰卧束角式 Supta Baddha Konasana / Reclined Bound Angle Pose⋯⋯⋯⋯⋯⋯⋯⋯⋯⋯106

47 鱼式变体 1 Matsyasana / Fish Pose Var.1⋯⋯⋯⋯⋯⋯⋯⋯⋯⋯⋯⋯⋯⋯⋯⋯⋯⋯⋯⋯⋯⋯⋯104

48 鱼式变体 2 Matsyasana / Fish Pose Var.2⋯⋯⋯⋯⋯⋯⋯⋯⋯⋯⋯⋯⋯⋯⋯⋯⋯⋯⋯⋯⋯⋯⋯105

49 自行车式 Pada Sanchalanasana / Cycling Pose⋯⋯⋯⋯⋯⋯⋯⋯⋯⋯⋯⋯⋯⋯⋯⋯⋯⋯⋯⋯076

俯卧体式

1 半反船式变体 1 Ardha Navasana / Half Reverse Boat Pose Var.1⋯⋯⋯⋯⋯⋯⋯⋯⋯⋯⋯124

2 半反船式变体 2 Ardha Navasana / Half Reverse Boat Pose Var.2⋯⋯⋯⋯⋯⋯⋯⋯⋯⋯⋯125

3 半弓式 Ardha Dhanurasana / Half Bow Pose⋯⋯⋯⋯⋯⋯⋯⋯⋯⋯⋯⋯⋯⋯⋯⋯⋯⋯⋯⋯⋯129

4 半蝗虫式变体 1 Ardha Salabhasana / Half Locust Pose Var.1⋯⋯⋯⋯⋯⋯⋯⋯⋯⋯⋯⋯⋯120

5 半蝗虫式变体 2 Ardha Salabhasana / Half Locust Pose Var.2⋯⋯⋯⋯⋯⋯⋯⋯⋯⋯⋯⋯⋯121

6 半蝗虫式变体 3 Ardha Salabhasana / Half Locust Pose Var.3⋯⋯⋯⋯⋯⋯⋯⋯⋯⋯⋯⋯⋯122

7 单腿弓式 Ekapada Dhanurasana / One Leg Bow Pose⋯⋯⋯⋯⋯⋯⋯⋯⋯⋯⋯⋯⋯⋯⋯⋯⋯128

8 鳄鱼式放松变体 1 Makrasana / Crocodile Relaxing Pose 1⋯⋯⋯⋯⋯⋯⋯⋯⋯⋯⋯⋯⋯⋯⋯108

9 鳄鱼式放松变体 2 Makrasana / Crocodile Relaxing Pose 2⋯⋯⋯⋯⋯⋯⋯⋯⋯⋯⋯⋯⋯⋯⋯109

10 鳄鱼式放松变体 3 Makrasana / Crocodile Relaxing Pose 3⋯⋯⋯⋯⋯⋯⋯⋯⋯⋯⋯⋯⋯⋯110

11 反船式变体 1Navasana / Reverse Boat Pose Var.1⋯⋯⋯⋯⋯⋯⋯⋯⋯⋯⋯⋯⋯⋯⋯⋯⋯⋯126

12 反船式变体 2Navasana / Reverse Boat Pose Var.2⋯⋯⋯⋯⋯⋯⋯⋯⋯⋯⋯⋯⋯⋯⋯⋯⋯⋯127

13 弓 式 Dhanurasana / Bow Pose⋯⋯⋯⋯⋯⋯⋯⋯⋯⋯⋯⋯⋯⋯⋯⋯⋯⋯⋯⋯⋯⋯⋯⋯⋯⋯⋯130

14 蝗虫式 Salabhasana / Locust Pose⋯⋯⋯⋯⋯⋯⋯⋯⋯⋯⋯⋯⋯⋯⋯⋯⋯⋯⋯⋯⋯⋯⋯⋯⋯⋯123

15 上犬式 Urdhva Mukha Svanasana / Upward Facing Dog Pose⋯⋯⋯⋯⋯⋯⋯⋯⋯⋯⋯⋯⋯131

16 维斯努休息一式 Anantasana / Vishnu's Resting Pose 1⋯⋯⋯⋯⋯⋯⋯⋯⋯⋯⋯⋯⋯⋯⋯111

17 维斯努休息二式 Anantasana / Vishnu's Resting Pose 2⋯⋯⋯⋯⋯⋯⋯⋯⋯⋯⋯⋯⋯⋯⋯112

18 维斯努休息三式 Anantasana / Vishnu's Resting Pose 3⋯⋯⋯⋯⋯⋯⋯⋯⋯⋯⋯⋯⋯⋯⋯113

19 眼镜蛇扭转式 Tiryaka Bhujangasana / Cobra Pose Twisting⋯⋯⋯⋯⋯⋯⋯⋯⋯⋯⋯⋯⋯119

20 眼镜蛇式变体 1Bhujangasana / Cobra Pose Var.1⋯⋯⋯⋯⋯⋯⋯⋯⋯⋯⋯⋯⋯⋯⋯⋯⋯114

21 眼镜蛇式变体 2Bhujangasana / Cobra Pose Var.2⋯⋯⋯⋯⋯⋯⋯⋯⋯⋯⋯⋯⋯⋯⋯⋯⋯115

22 眼镜蛇式变体 3Bhujangasana / Cobra Pose Var.3⋯⋯⋯⋯⋯⋯⋯⋯⋯⋯⋯⋯⋯⋯⋯⋯⋯116

23 眼镜蛇式变体 4Bhujangasana / Cobra Pose Var.4⋯⋯⋯⋯⋯⋯⋯⋯⋯⋯⋯⋯⋯⋯⋯⋯⋯117

24 眼镜蛇式变体 5Bhujangasana / Cobra Pose Var.5⋯⋯⋯⋯⋯⋯⋯⋯⋯⋯⋯⋯⋯⋯⋯⋯⋯118

坐立体式系列

1 巴拉德瓦伽式变体 1Bharadvajasana / Bharadvaja's Twist Pose Var. 1⋯⋯⋯⋯⋯⋯⋯184

2 巴拉德瓦伽式变体 2Bharadvajasana / Bharadvaja's Twist Pose Var. 2⋯⋯⋯⋯⋯⋯⋯185

3 半船式变体 1Ardha Navasana / Half Boat Pose Var. 1⋯⋯⋯⋯⋯⋯⋯⋯⋯⋯⋯⋯⋯⋯⋯154

4 半船式变体 2Ardha Navasana / Half Boat Pose Var. 2⋯⋯⋯⋯⋯⋯⋯⋯⋯⋯⋯⋯⋯⋯⋯155

5 半船式变体 3Ardha Navasana / Half Boat Pose Var. 3⋯⋯⋯⋯⋯⋯⋯⋯⋯⋯⋯⋯⋯⋯⋯156

6 半反板式 Ardha Purvottanasana / Half Inclined Flank Pose⋯⋯⋯⋯⋯⋯⋯⋯⋯⋯⋯⋯⋯194

7 半莲花前屈式 Ardho Padamasana / Half Lotus Forward Bend⋯⋯⋯⋯⋯⋯⋯⋯⋯⋯⋯⋯161

8 半骆驼式变体 1Ardha Ustrasana / Half Camel Pose Var. 1⋯⋯⋯⋯⋯⋯⋯⋯⋯⋯⋯⋯⋯189

9 半骆驼式变体 2Ardha Ustrasana / Half Camel Pose Var. 2⋯⋯⋯⋯⋯⋯⋯⋯⋯⋯⋯⋯⋯190

#	名称	页码
10	半骆驼式变体 3 Ardha Ustrasana / Half Camel Pose Var. 3	191
11	半卧英雄式 Ardha Supta Virasana / Half Reclined Hero Pose	176
12	半鱼王式变体 1 Ardha Matsyendrasana / Half Lord of the Fish Pose Var. 1	186
13	半鱼王式变体 2 Ardha Matsyendrasana / Half Lord of the Fish Pose Var. 2	187
14	半鱼王式变体 3 Ardha Matsyendrasana / Half Lord of the Fish Pose Var. 3	188
15	背部伸展式变体 1 Paschimottanasana / Seated Back Stretching Pose Var.1	170
16	背部伸展式变体 2 Paschimottanasana / Seated Back Stretching Pose Var.2	171
17	侧板式变体 1 Vasisthasana / Side Plank Pose Var. 1	201
18	侧板式变体 2 Vasisthasana / Side Plank Pose Var. 2	202
19	侧板式变体 3 Vasisthasana / Side Plank Pose Var. 3	203
20	船式变体 1 Navasana / Boat Pose Var.1	157
21	船式变体 2 Navasana / Boat Pose Var.2	158
22	单腿船式变体 1 Ekapada Navasana / One Leg Boat Pose Var. 1	152
23	单腿船式变体 2 Ekapada Navasana / One Leg Boat Pose Var. 2	153
24	俯卧蛙式 Adho Mukha Mandukasana / Downward Facing Frog Pose	146
25	棍棒式变体 1 Dandasana / Staff Pose Var.1	150
26	棍棒式变体 2 Dandasana / Staff Pose Var.2	151
27	脊柱扭转式变体 1 Vakrasana / Spinal Twist Pose Var. 1	178
28	脊柱扭转式变体 2 Vakrasana / Spinal Twist Pose Var. 2	179
29	脊柱扭转式变体 3 Vakrasana / Spinal Twist Pose Var. 3	180
30	脊柱式变体 1 Merudandasana / Spinal Column Pose Var.1	159
31	脊柱式变体 2 Merudandasana / Spinal Column Pose Var.2	160
32	简易鸽子式变体 1 Kapodasana / Pigeon Pose Var. 1	199
33	简易鸽子式变体 2 Kapodasana / Pigeon Pose Var. 2	200
34	鞠躬式(叩首式) Pranamasana / The Bowing Pose	135

35 雷电坐（金刚坐）Vajrasana / Thunderbolt Pose ·· 133

36 雷电坐扣手式 Badhahast Vajrasana / Clasp Hands Thunderbolt Pose ················· 142

37 骆驼式 Ustrasana / Camel Pose ·· 192

38 猫式呼吸 Marjaryasana / Cat Pose Breathing ·· 147

39 猫式平衡 Marjaryasana Santulan / Cat Balancing ···································· 149

40 猫式伸展 Marjaryasana / Cat Stretching ·· 148

41 门闩式 Parighasana / Gate Latch Pose ·· 193

42 牛面式变体 1Gomukhasana / Cow Face Pose Var.1 ································· 143

43 牛面式变体 2Gomukhasana / Cow Face Pose Var.2 ································· 144

44 扭转背部伸展式 Parivrtta Paschimottanasana / Twisted Back Stretching Pose ······· 172

45 扭转公牛式变体 1Parivrtta Vrushasana / Twisting Bull Pose Var. 1 ··············· 181

46 扭转公牛式变体 2Parivrtta Vrushasana / Twisting Bull Pose Var. 2 ··············· 182

47 扭转头到膝式变体 1Parivrtta Janu Sirsasana / Twisted Head-to-Knee Forward Bend Pose Var. 1
  ··· 167

48 扭转头到膝式变体 2Parivrtta Janu Sirsasana / Twisted Head-to-Knee Forward Bend Pose Var. 2
  ··· 168

49 扭转头到膝式变体 3Parivrtta Janu Sirsasana / Twisted Head-to-Knee Forward Bend Pose Var. 3
  ··· 169

50 扭转坐立山式 Parivritta Parvatasana/Twisting Mountain Pos ······················· 140

51 圣哲玛里奇三式 Marichyasana Ⅲ / Sage Marichi's Pose 3 ·························· 183

52 狮式变体 1Simhasana / Lion Pose Var. 1 ··· 195

53 狮式变体 2Simhasana/Lion Pose Var. 2 ·· 196

54 狮式变体 3Simhasana / Lion Pose Var. 3 ·· 197

55 束角式变体 1Baddha Konasana / Bound Angle Pose Var. 1 ······················· 162

56 束角式变体 2Baddha Konasana / Bound Angle Pose Var. 2 ······················· 163

索引

57 束角式变体 3Baddha Konasana / Bound Angle Pose Var. 3 ················164

58 头到膝式变体 1Janu Sirsasana / Head-to-Knee Forward Bend Pose Var. 1 ················165

59 头到膝式变体 2Janu Sirsasana / Head-to-Knee Forward Bend Pose Var. 2 ················166

60 蛙式 Mandukasana / Frog Pose ················145

61 卧英雄式变体 1 Supta Virasana / Reclined Hero Pose ················177

62 下犬式 Adho Mukha Svanasana / Downward Facing Dog Pose ················198

63 英雄坐 Virasana / Hero Pose ················175

64 婴儿式放松 Balasana / Child's Pose Relaxation ················134

65 瑜伽身印式变体 1 Yoga Mudraasana / Yoga Sealing Pose ················141

66 坐角式变体 1Upavishta Konsana / Wide-Angle SeatedForward Bend Pose Var. 1 ················173

67 坐角式变体 2Upavishta Konsana / Wide-Angle SeatedForward Bend Pose Var. 2 ················174

68 坐立山式变体 1Parvatasana / Mountain Pose Var. 1 ················136

69 坐立山式变体 2Parvatasana / Mountain Pose Var. 2 ················137

70 坐立山式变体 3Parvatasana / Mountain Pose Var. 3 ················138

71 坐立山式变体 4Parvatasana / Mountain Pose Var. 4 ················139

蹲立体式系列

1 单腿蹲立平衡式变体 1Eka Pada Santulanasana / One-Leg Balancing Var. 1 ················208

2 单腿蹲立平衡式变体 2Eka Pada Santulanasana / One-Leg Balancing Var. 2 ················209

3 单腿蹲立平衡式变体 3Eka Pada Santulanasana / One-Leg Balancing Var. 3 ················210

4 单腿蹲立平衡式变体 4Eka Pada Santulanasana / One-Leg Balancing Var. 4 ················211

5 蹲立平衡式变体 1（敬礼式）Namaskarasana / Squat Prayer Pose Var. 1 ················205

6 蹲立平衡式变体 2Namaskarasana / Squat Prayer Pose Var. 2 ················206

7 蹲立平衡式变体 3Namaskarasana /Squat Prayer Pose Var. 3 ················207

8 幻椅式变体 1Utkatasana / Chair Pose Var. 1 ················212

9 幻椅式变体 2Utkatasana / Chair Pose Var. 2 ·· 213

10 幻椅式变体 3Utkatasana / Chair Pose Var. 3 ··· 214

11 幻椅式变体 4Utkatasana / Chair Pose Var. 4 ··· 215

12 幻椅式变体 5Utkatasana / Chair Pose Var. 5 ··· 216

13 幻椅式扭转变体 1Parivrtta Utkatasana / Twisted Chair Pose Var. 1 ·············· 217

14 幻椅式扭转变体 2Parivrtta Utkatasana / Twisted Chair Pose Var. 2 ·············· 218

站立体式

1 半莲花树式 Ardha Padma Vrksasana / Half lotus Tree Pose ·························· 256

2 半舞王式 Ardha-Natarajasana / Half Lord of the Dance Pose ······················· 260

3 侧轮式 Ardhakati Cakrasana / Half Wheel Pose）·· 252

4 风吹树式 Tiryaka Tadasana / Wind Blown Tree Pose ·································· 225

5 加强侧伸展式变体 1 Parsvottanasana / Intense Side Stretch Pose ················· 239

6 简易三角扭转式 Parivrtta Trikonasana / Simple Revolved Triangle Pose ········ 237

7 简易三角式 Trikonasana / Simple Triangle Pose ·· 234

8 简易战士二式 Virabhadrasana Ⅱ / Simple Warrior Pose Ⅱ ························· 246

9 三角侧伸展扭转式变体 1Parivrtta Parsvakonasana / Revolved Side Angle Pose Var.1············ 243

10 三角侧伸展扭转式变体 2Parivrtta Parsvakonasana / Revolved Side Angle Pose Var.2············ 244

11 三角侧伸展扭转式变体 3Parivrtta Parsvakonasana / Revolved Side Angle Pose Var.3············ 245

12 三角侧伸展式变体 1Utthita Parsvakonasana / Extended Lateral Pose Var. 1 ············ 240

13 三角侧伸展式变体 2Utthita Parsvakonasana / Extended Lateral Pose Var. 2 ············ 241

14 三角侧伸展式变体 3Utthita Parsvakonasana / Extended Lateral Pose Var. 3 ············ 242

15 三角扭转式变体 1 Parivrtta Trikonasana / Revolved Triangle Pose ············· 238

16 三角式变体 1Trikonasana / Triangle Pose Var.1 ······································ 235

17 三角式变体 2Trikonasana / Triangle Pose Var.2 ······································ 236

18 山立扭转式 Parivrtta Tadasana / Twisting Tadasana·······224

19 山立式 Tadasana / Mountain Standing Pose·······220

20 山立式放松变体 1Tadasana / Mountain Standing Relaxation Var. 1·······221

21 山立式放松变体 2Tadasana / Mountain Standing Relaxation Var. 2·······222

22 山立式十指交叉呼吸 Tadasana Hasta Swas Praswas / Interlock Finger Breathing·······227

23 手臂开合式呼吸 Hasta Swas Praswas / Hand in and out Breathing·······226

24 手臂上举式 Hasta Uttanasana / Raised Arms Pose·······223

25 手抓大脚趾式变体 1Saral Utthita Hasta Padangusthasana / Simple Hand to Big Toe Pose Var. 1 ·······262

26 手抓大脚趾式变体 2Saral Utthita Hasta Padangusthasana / Simple Hand to Big Toe Pose Var. 2 ·······263

27 手抓大脚趾式变体 3Utthita Hasta Padangusthasana / Extended Hand to Big Toe Pose Var. 3 ·······264

28 手抓大脚趾式变体 4Utthita Hasta Padangusthasana / Extended Hand to Big Toe Pose Var. 4 ·······265

29 树式变体 1Vrksasana / Tree Pose Var. 1·······253

30 树式变体 2Vrksasana / Tree Pose Var. 2·······254

31 树式变体 3Vrksasana / Tree Pose Var.3·······255

32 双角式变体 1Prasarita Padottanasana/Wide-legged Forward Bend Var. 1·······231

33 双角式变体 2Prasarita Padottanasana/Wide-legged Forward Bend Var. 2·······232

34 双角式扭转式变体 1 Parivrtta Prasarita Padottanasana / Wide-leg Forward Bend Twisting·······233

35 舞王式变体 1 Natarajasana / Lord of the Dance Pose·······261

36 鹰式 Garudasana / Eagle King Pose·······257

37 战士一式 Virabhadrasana I /Warrior Pose I·······248

38 战士二式 Virabhadrasana II / Warrior Pose II·······247

39 战士三式变体 1Virabhadrasana Ⅲ / Warrior Pose Ⅲ Var. 1··249

40 战士三式变体 2Virabhadrasana Ⅲ / Warrior Pose Ⅲ Var. 2··250

41 战士三式变体 3Virabhadrasana Ⅲ / Warrior Pose Ⅲ Var. 3··251

42 站立半锁腿式 Utthita Ardha-Pavanmuktasana / Standing Half Wind- releasing Pose···············258

43 站立前屈侧伸展式 Parsva Uttanasana / Standing Forward Bend Side Stretching···············230

44 站立前屈式变体 1Uttanasana / Standing Forward Bend Var.1··228

45 站立前屈式变体 2Uttanasana / Standing Forward Bend Var.2··229

46 站立手到膝式 Utthita Hasta Januasana / Standing Hand to Knee Pose···············259

参考文献

[1] 斯瓦特玛拉玛. 哈他之光 [M]. 北京：中国青年出版社，2017：373.

[2] 斯瓦米·库瓦拉亚南达. 瑜伽体位法 [M]. 北京：中国青年出版社，2017：214.

[3] 斯瓦米·库瓦拉亚南达. 瑜伽呼吸控制法 [M]. 北京：中国青年出版社，2017：202.

[4] 斯瓦米·萨特亚南达·萨拉斯沃蒂. 瑜伽休息术 [M]. 北京：华夏出版社，2014：194

[5]（印度）默瀚. 纯粹瑜伽 [M]. 北京：中国青年出版社，2020

悠季瑜伽　一个心愿的分享

2003年，欣喜于印度之行的瑜伽体验，前《ELLE》杂志主编尹岩女士发心，将印度纯粹瑜伽带到中国惠泽大众。暨此，尹岩与瑜伽师默瀚共同创办悠季瑜伽，以传统瑜伽的坚守和传播为使命，以"传统、传承、传播"为理念，以悠季瑜伽学院为核心，打造学院、会馆、出版三大平台，全力推广瑜伽。

"悠季瑜伽学院"以正宗成熟的传统瑜伽教学体系和强大师资享誉瑜伽领域。多年的耕耘，悠季瑜伽学院专注打造瑜伽教学体系及开展教学实践，推出系列大师讲座，引进瑜伽核心流派，成为瑜伽学习、传播与国际交流的权威平台。悠季瑜伽学院以其专业性率先拥有国际瑜伽资格认证，2005年，国内首家获得全美瑜伽联盟200小时资格认证，随后获得500小时认证资格；2016年，国内唯一荣誉获得国际瑜伽理疗协会认证。悠季瑜伽学院拥有北京、杭州、广州、成都四个校区，培养了上万名瑜伽教师，逾百名瑜伽名师，其中不乏中国第一批艾扬格瑜伽老师、呼吸控制法老师、冥想老师等，被誉为瑜伽领域的"黄埔军校"；2020年，悠季瑜伽学院全力打造的线上培训平台"悠季瑜伽云学院"上线，以其独一的平台形式及课程的专业设计独享权威。

悠季瑜伽会馆洒落全国，成为国内瑜伽爱好者的瑜伽家园。《悠季丛书》《瑜伽文摘》以出版瑜伽古籍文献及历代大师的实践，传播瑜伽圣哲及前辈的智慧及探索为己任，为瑜伽习练者提供"身边的恩师"；2015年创办的"中国瑜伽峰会"成为大师荟萃的顶级盛典。

作为中国瑜伽行业领军机构，悠季瑜伽获得包括"中国十大新型连锁企业"荣誉称号，印度政府国际最佳贡献等多项国内、国际荣誉，在国内外瑜伽行业享有极高声誉；创始人尹岩问鼎瑜伽人物、新生活方式引领者等荣誉，默瀚老师也成为中国瑜伽最著名面孔、中印文化交流的使者。

《悠季丛书》出版物目录：

《哈他之光》
［印］斯瓦特玛拉玛　著

《瑜伽体位法》
［印］斯瓦米·库瓦拉亚南达　著

《瑜伽呼吸控制法》
［印］斯瓦米·库瓦拉亚南达　著

《荣耀生命：斯瓦米·库瓦拉亚南达传记》
印度卡瓦拉亚达瀚慕瑜伽学院　著

《瑜伽末那识》
［印］B.K.S.艾扬格　著

《生命之光：艾扬格传记》
［印］拉什米·帕克希瓦拉　著

《瑜伽与心理健康》
［印］R.S.博格　著

《瑜伽休息术》
［印］斯瓦米·萨特亚南达·萨拉斯沃蒂　著

《哈他瑜伽教育学师资认证基础·理论篇》
悠季瑜伽学院　著

《哈他瑜伽教育学师资认证基础·实践篇》
悠季瑜伽学院　著

《纯粹瑜伽——印度瑜伽习练手册》（全新修订版）
［印］默瀚　著

图书在版编目（CIP）数据

哈他瑜伽教育学师资认证基础·实践篇 / 悠季瑜伽学院编著．-- 北京：中国青年出版社，2020.1（2023.8 重印）

ISBN 978-7-5153-5793-5

I.①哈⋯ II.①悠⋯ III.①瑜伽—教材 IV.① R161.1

中国版本图书馆 CIP 数据核字 (2019) 第 295253 号

哈他瑜伽教育学师资认证基础·实践篇

作　　者：悠季瑜伽学院
瑜伽演示：尹笛
责任编辑：吕娜
书籍设计：瞿中华
出版发行：中国青年出版社
社　　址：北京市东城区东四十二条 21 号
网　　址：www.cyp.com.cn
经　　销：新华书店
印　　刷：三河市万龙印装有限公司
规　　格：787mm×1092mm　1/16
印　　张：22.75
字　　数：313 千字
版　　次：2020 年 5 月北京第 1 版
印　　次：2023 年 8 月河北第 4 次印刷
定　　价：89.00 元

如有印装质量问题，请凭购书发票与质检部联系调换

联系电话：010-65050585